零起点脉诊入门

Pulse diagnosis

杨力———编著

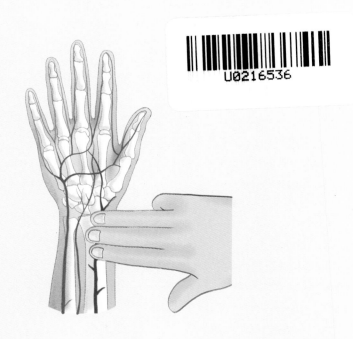

中国轻工业出版社

图书在版编目（CIP）数据

零起点脉诊入门 / 杨力编著 . — 北京：中国轻工业
出版社，2023.9

ISBN 978-7-5184-3271-4

Ⅰ . ①零… Ⅱ . ①杨… Ⅲ . ①脉诊—基本知识
Ⅳ . ① R241.2

中国版本图书馆 CIP 数据核字（2020）第 226145 号

责任编辑：付　佳　　责任终审：张乃东　　整体设计：锋尚设计
文字编辑：关　冲　　责任校对：朱燕春　　责任监印：张京华

出版发行：中国轻工业出版社（北京东长安街6号，邮编：100740）
印　　刷：北京博海升彩色印刷有限公司
经　　销：各地新华书店
版　　次：2023年9月第1版第4次印刷
开　　本：710×1000　1/16　印张：11.5
字　　数：200千字
书　　号：ISBN 978-7-5184-3271-4　定价：49.80元
邮购电话：010-65241695
发行电话：010-85119835　传真：85113293
网　　址：http://www.chlip.com.cn
Email：club@chlip.com.cn
如发现图书残缺请与我社邮购联系调换
231343S2C104ZBW

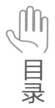

目录

第六章　切脉厘清病症，常见病靠脉象便知　|　161

注：本书中的"脾"为中医学概念，不等同于现代解剖学中的脾脏。（人体具有消化、吸收功能的系统皆归于"脾"，其形象常以胃来代替。）

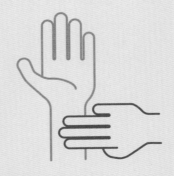

第一章

三根手指辨健康，
秒懂中医切脉知识

第一节　中医离不开切脉

切脉在中医诊断中是非常重要的一环，甚至可以说是中医的代名词，平时人们提到中医就会说："三根手指头、一个小枕头。"可见切脉是如此重要，它是怎么形成，并发展起来的呢？

切脉是怎样发展起来的

切脉的发展史其实也是人类与疾病做斗争的漫长历史。据考证，我国在公元前5世纪前后，就已开始广泛应用脉诊来诊察疾病，但由于历史久远，到底谁是创始者就不得而知了。

从西汉《史记》中可以找到相关记载：扁鹊救虢太子，以三部九候法诊断病情，后世便认为脉诊是由扁鹊倡导的。在对西汉初年著名医学家仓公淳于意的记载中，也谈到了仓公治病时必会诊脉，称之为"仓公脉法"。

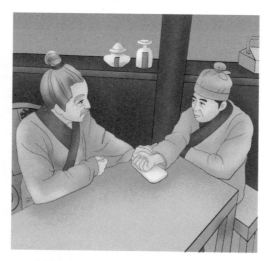

中医脉诊历史悠久，是诊断疾病的重要手段

《黄帝内经》是中国现存最早的古代医学典籍，在此书中就已经有了关于脉象理论和切脉方法的相关论述，而《难经》则首次提出了"脉诊独取寸口"的方法。

东汉医圣张仲景创造性地总结了汉代以前的诊病经验，确立了平脉辨证的原则，并采用以"寸口脉"为主合参"人迎脉""趺阳脉"的方法，从而清楚地显示了脉诊的发展轨迹。

随后，西晋王叔和的《脉经》完成了对脉法、脉象的规范工作，确立了后世脉诊法的形态，规范统一了24脉象，首开脉象鉴别的先河，对后世医学产生了广泛而深远的影响。

随后唐朝孙思邈《千金要方》中的脉法部分，就已经与此后的脉法基本相同了。

明朝张景岳著《景岳全书》，对脉神，脉之常变，脉之从舍、顺逆等都有详细论述。尤其是李时珍著的《濒湖脉学》中详细记载了27脉，简明易懂，十分受欢迎。

随着医疗的进步和发展，脉诊研究也越来越深入，成为中医诊断疾病的依据。

为什么说中医离不开切脉

人活着，心脏就会不停跳动，推动血液在脉管里运行，脉管也会随之产生有节律的搏动，这就是脉搏。中医里把这种脉搏跳动情况称为脉象。

那么，什么是切脉？

切脉是医生用手指切按患者的脉搏，感知脉动应指的形态，以了解病情、判断病症的诊查方法。由于切脉相对客观、稳定，其可靠性与医师的掌握程度密切相关，所以民间自古就有用脉诊水平来判断医师能力的说法。

脉诊有很多种，比如"人迎寸口趺阳三部诊法""寸口三部九候脉法""十二经脉遍诊法"等，但不论哪一种，其脉诊的基本指导思想都是来源于"有诸内，必形诸外"的中医理念。从脉来说，它本身就是沟通人体内外上下的通道，所显示的信息更为深层，也较少干扰，更能接近疾病的病机与本源。

脉诊之所以对诊断疾病具有重要的指导价值，关键在于其有相对客观、稳定；直达病机，洞见病源；提纲挈领，汇聚诸证等特点。通过切脉可以了解病变的属性是寒还是热，机体正气是盛还是衰，以及测知病因、病位和判断预后等。中医认为，经络是人体气血运行的通路，它内通脏腑，外连四肢肌腠骨节，将全身贯通成一个有机整体。脉是经络整体的一部分，所以从脉象的变化可以察知内在的变化。所谓"有诸内，必形诸外"，就是说人体内部的变化会在外部表现出来。

就脉象的形成来说，其离不开气血，而气血又与五脏六腑功能密切相关，所以，一旦脏腑出了问题，血脉运行受到影响，脉象就会发生变化。通过对脉象变化的把握，就可以判断出病变的具体脏腑，进而推断病情的进一步发展。

中医切脉是一项系统辨证的应用，是诊断疾病的众多方法之一，不能代替其他诊断手段，必须相互配合、全面观察，比如"四诊"（望、闻、问、切）合参，进行辨证论治。

第二节　要清楚何为脉，何为脉象

大家都知道，中医最基本的疗法是：望、闻、问、切。就像西医通过听诊器听心脏跳动声音一样，中医在看病时，需要先将手放在患者手腕上按一会儿，然后根据脉象进行诊断，这就是切脉，就如《黄帝内经》中记载"按其脉，知其病"一样。

那所谓的"脉"到底是什么呢？

何为脉

早在古文《素问·脉要精微论》中就有记载"夫脉者，血之府也"。大致意思是指：脉是血汇聚活动的场所，因此可以理解为"脉"是人体气血运行的管道（也称血脉）。

而中医上的切脉，"切"的其实是人的动脉。人体的血管有三种，分别是动脉、静脉和毛细血管。这三种血管中跳动最有力、血液流速最快的就是动脉。因为中医要通过脉搏的跳动来判断病症到底是什么，所以就要选择跳动最有力的动脉。

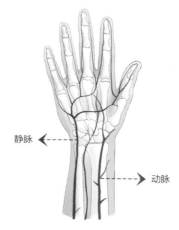

静脉　←

动脉　→

中医脉诊把的是动脉

就像西医要观察心脏跳动的频率，不同频率对应着不同疾病。而中医在数千年发展历史中，也总结出数十种脉象，不同脉象对应了不同疾病。

那我们所说的脉象到底是什么呢？又为什么叫作脉象呢？

何为脉象

脉象，是指脉搏的快慢、强弱、深浅的情况，是通过用手指来感觉脉搏的频率、节律、形态、充盈度等方面（或称为脉动应指）。脉象的产生，与心脏的搏动、心气的盛衰、脉管的通利和气血的盈亏及各脏腑的协调作用有关。又因为人体的血脉贯通全身，内连脏腑，外达肌表，运行气血，周流不休，所以脉象能够反映全身脏腑功能、气血、阴阳的综合信息。早在晋代，名医王叔和就将脉象系统归纳为24种，并编纂于《脉经》中，后期元代的滑寿书写的《诊家枢要》又将临证脉类发展为30种，到明代，神医李中梓编撰的《诊家正眼》又将脉象总结为28种，至今中医多沿用28脉。

为什么叫"脉象"

其实这个词中，暗藏了一个学说——藏象学说。它是中医学理论体系的重要组成部分。

"藏象"二字，首见于《素问·六节脏象论》，藏，是指藏于体内的内脏，象，是指内脏表现在体外的生理、病理现象。简单来说，"藏象"就是指藏于体内的内脏及其表现在外的生理病理征象，以及与自然界相通应的事物和现象。

如何感知"脉象"

据《黄帝内经》记载"按其脉，知其病"。从这里我们可以知道，感知脉象，中医都是用手去感触的，也就是所谓的——切脉。是要用整只手去感触脉象么？不是的。用的是三根手指——食指、中指和无名指。通过这三根手指对手腕处寸、关、尺三部脉象的感触来诊察疾病，判断生理功能。不管是健康或是疾病，人体内在的各种变化都已经反映到手指，就看我们是否能识别和判断了。

怎样的"脉象"是健康的

其实在《黄帝内经》中有这么一段记载："人一呼脉再动，一吸脉亦再动。呼吸定息脉五动，闰以太息，命曰平人。平人者不病也。"大致意思就是：正常人在呼吸时，一呼一吸间，脉搏总共跳动4次，再加上呼与吸之间的交换时间，脉搏跳动1次，所以正常人在一个完整的呼吸过程中脉搏总共应该跳动5次，这就是健康的状态。

因为古代将正常人称作"平人"，所以正常的脉相又称为平脉。平脉主要有三个特点：一是有神及脉象和缓有力；二是脉律均匀无歇止，节律一致；三是脉搏充盈流畅。阴阳平衡，精神安和的生理状态是健康的象征。

第三节　学脉诊前，先要知道的事情

人们去看中医，一听要诊脉，不用医生吩咐，患者自己就会把手腕伸出来，为何诊脉的部位是手腕？而不是脚腕或其他部位呢？什么情况下最适合脉诊呢？

诊脉部位为何选择手腕

人体头部、四肢、躯干都有动脉分布，可供切脉的地方很多。中医不是一开始就选择手腕为诊脉部位，这是一个变化发展的过程。

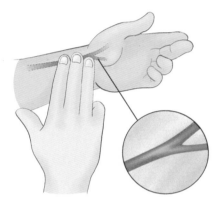

诊脉选手腕，更能准确判断身体内元气的运行情况

中医的诊脉方法其实有3种，最初医生选用遍诊法，将头、手、足三部分的有关动脉全部诊察，即《黄帝内经·素问》中的"三部九候法"；第二是记载于汉代张仲景著的《伤寒杂病论》中的"三部诊法"，诊人迎、寸口、趺阳三脉；第三是"寸口诊法"，详于《难经》，推广于晋代王叔和《脉经》，自从"寸口诊法"普及后，前二者便退居二线，极少应用。

究其原因，可能是因为：首先，切脉就是切寸口（两手腕桡骨头内侧桡动脉的诊脉部位），而寸口又称为气口，气口的位置是在肺经上。《黄帝内经》中有记载"饮入于胃，游溢精气，上输于脾，脾气散精，上归于肺"。意思是说肺通过宣发肃降使水精布散于周身，流注于五脏经脉，上归于肺部。除此之外，由于肺经起源于中焦脾胃，还能反映脾胃之气的盛衰，脾胃之气是滋养五脏的，那么位于肺经上的气口就能反映出五脏的盛衰。

所以切脉的时候找这样的位置，才能更加清晰准确地判断身体内元气的运行情况。

何时最适宜切脉

了解了为何选择手腕进行切脉后，那么哪些时间最适宜切脉呢？

其实答案早在《黄帝内经》中就有记载"黄帝问曰：诊法何如？岐伯对曰：

诊法常以平旦，阴气未动，阳气未散，饮食未进，经脉未盛，络脉调匀，气血未乱，故乃可诊有过之脉"。它的大致意思是说"黄帝问岐伯：诊脉的方法是怎样的？岐伯解释道：诊脉常在清晨，最好在天刚刚亮的时候，此时人经过一晚的休息还没有活动过，阳气未曾扰动，阴气还未散尽，各方面都处于一个相对稳定的状态，又未用过饮食，经脉还没有充盈，络脉之气也调和，气血平和没有乱，所以容易诊出有病的脉象。"用科学语言解释大致就是：人体血压会受到很多因素影响，比如活动后、吃饭、心情等因素。而早起后环境比较安静，没有进食，也没有剧烈运动，所以这时候测量血压最准确。

什么体位最适宜切脉

切脉时，患者的正确体位是正坐或仰卧，前臂自然向前平展，与心脏同一水平，手腕伸直，手掌向上，手指微微弯曲，在腕关节下面垫一松软的脉枕，使寸口部充分暴露伸展，气血畅通，以便诊察脉象。

不正确的体位，比如侧卧、上臂扭转，均可能导致脉管受压，脉气不能畅通，手臂过高或过低，都可以影响气血的运行，使脉象失真。

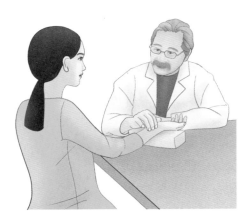
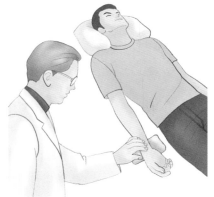

切脉的正确坐姿　　　　　　　　　　　　　切脉的正确卧姿

中医诊脉为何用三指

看到中医师将食指、中指、无名指按在患者手腕上诊脉，不免让人产生疑问，为何中医诊脉是用三指，而不是四指或者五指呢？

首先，从外观来看，五指中食指、中指、无名指这三根手指长短粗细最为相仿，可均匀分布在寸口脉上，容易手指平齐按脉，并能灵活自如的运用手法，有利于充分体会脉象。三指的总宽度也与寸口脉的长度相符，且各部脉长与指宽接近。可见，中医诊脉用指并非随心所欲，小小三指也是有它的道理存在。

第四节　脉诊真的靠谱吗

中医和西医都会诊脉。诊察的部位也都是患者的腕部，也同样是利用食指、中指、无名指的触觉来了解动脉搏动的情况。西医主要是通过脉搏来判断心率和心律，但中医切脉往往要切上好一会儿，才能了解病情并做出综合诊断。

中医切脉诊断疾病的依据是什么

早在明代李时珍编写的《濒湖脉学》上，就通过感触左右桡动脉寸关尺三部（脉学术语，手腕桡骨茎突前后的部位）的浮中沉来确定五脏六腑的阴阳表里和寒热虚实，使五脏六腑病变的部位有了明确的脉象依据，这也是中医切脉诊断疾病的依据。脉搏的力度、频率，对应着中医所说的"气"，气是指构成人体和维持人体生命活动的最基本物质，也可以简单理解为人活着就是因为有气。

人在运动时，心跳加速，身体发热，气就旺；染病发热时，心跳亦快，气也旺。有力气足，无力气虚。所以无论运动或病态导致的心率增快，脉搏有力都是气足，而脉搏力度不足则是气少。比如两人都跑10千米，脉率都很快，但一个人的脉搏按下去是有力度的，说明他气足，可以继续跑步；但是另一个人的脉搏按下去力度不足，说明他气虚，如果再继续跑就可能出问题。

随着现代医学发展，我们可以做出更科学的解释，因为动脉是直连心脏的，所以通过脉搏的频率和力度等可以反映心脏搏动情况。又因为心脏收缩和舒张有周期性起伏，因此通过脉搏的跳动变化，可以了解心血管系统的变化。比如心脏每搏动1次，桡动脉也搏动1次；心脏搏动快，脉搏也快；心脏收缩力量强，脉搏也强；心脏患病时，心律不齐，心脏搏动时跳时停，脉搏也相应地出现不规则。

因此无论从西医理论上讲还是从中医理论上讲，通过脉诊来诊断疾病都是有依据的。

第五节　了解脉诊原理，揭开脉搏告诉我们的信息

当弄清楚脉诊的实际意义和理论依据之后，才真正靠近了中医这一门神秘的学科。当然，有人会说，中医脉诊不就是切脉吗？而脉搏不就是心跳的反应吗？人们除了通过脉搏可以知道心跳的快慢，还能知道哪些信息呢？

大家可以把右手食指、中指、无名指的指腹按在左手的桡动脉部位来试着给自己切脉，这时注意一下力道，是轻轻一按就能摸到脉搏还是需要重按才能摸到？

> 这就是脉搏给你的第一个信息——脉的位置深浅（也称脉位）。
> 轻轻触按可以摸到，重按则减轻是浮脉最典型的特征；轻轻触按摸不到，重按才摸到则是沉脉。

调整好姿势和位置，摸到脉搏之后，第一感受到的是不是脉搏的力度？是否强劲有力，还是虚软无力。

> 这就是脉搏给你的第二个信息——脉搏的强弱（也称脉力）。
> 寸关尺三部的脉都有力则是实脉，寸关尺三部的脉都无力则是虚脉。

再细细体会一下，脉搏跳动的范围是否有超越寸关尺这三部分。

> 这就是脉搏给你的第三个信息——脉动范围（也称脉长）。
> 假如脉动范围超越寸关尺三部，则称长脉；没超过三部，只能感触到寸部和关部，而且脉体短绌，则称短脉。

在感受到脉搏的长短后，是否还得感知一下它的跳动的快慢呢？

> 这就是脉搏给你的第四个信息——脉搏的频率（也称至数）。
> 中医以一个呼吸周期为脉搏的计量单位，一呼一吸为"一息"。假如在一息之间，脉搏跳动4~5次，则为平脉，也就是正常人的脉象。假如在一息之间只跳动了3次或者小于3次，则为迟脉；跳动了6次或以上，则为数脉。

同样，通过手指细细体会下脉道的粗细。

> 这就是脉搏给你的第五个信息——脉搏宽度（也称脉宽）。
> 脉搏粗大有力的为洪脉，狭小的为细脉。

脉搏的流利度、紧张度还有脉搏的均匀度，一般人不太能感受清楚，这需要技术高超且富有经验的医生才能感受得到。因此在通过粗略脉诊之后，大致可以得到以上所说的这八个信息，而这八个信息也就是构成各种脉象的主要因素。古代中医文献常用"位、数、形、势"这四字加以概括总结，演变到现在，更常用脉搏的部位、至数、长度、宽度、力度5个方面概括更为贴切。

第六节 脉诊步骤歌诀及释义

掌握有效的记忆口诀会大大提高学习效率，接下来跟我一起学习脉诊步骤歌诀吧！

歌诀释义

首分浮沉： 首先区别脉象是浮脉还是沉脉。

因为切脉时手指是从表层往深层逐渐探查的，首先轻触皮肤（即"举"），即可探出脉象是否为浮脉；无浮脉则又加压（即"寻"），在这个层次可触到许多脉象；然后第三种力量即"按"，此时检查是否有沉脉。实际上"首分浮沉"是按照手指用力的顺序来探测脉象的位置。

> **脉诊步骤歌诀**
>
> 首分浮沉，二辨虚实；
> 三去长短，四算疾迟；
> 五察脉形，样样皆知。

二辨虚实： 然后区别脉象是虚脉还是实脉。

用手指探测完脉象位置后，就知道了病症是表证或是里证，此时还需要知道正气和邪气的关系（虚证或实证），实证和虚证在脉象上的区别就是虚脉和实脉。因此"二辨虚实"是指用手指探测脉象，区别脉象的虚与实。

三去长短：用手感触脉象，区别脉管是长是短。

长脉与短脉这两类在脉形上有明显特征，手在做寸、关、尺三部探测时，应先区别出脉象的长短，然后才能进一步探测寸、关、尺的脉象。

四算疾迟：用手感知脉搏的频率和节律。

在确定好脉位和脉势后，接着就是感知脉搏的频率和节律问题。脉率不同有数脉、疾脉、迟脉、缓脉这四种区别；而脉律不同又有促脉、结脉、代脉、散脉这四种。

五察脉形：用手感觉是否有洪、滑、涩、紧、弦这五种脉形。

在完成以上几步探测后，接着就是用手感觉是否有洪、滑、涩、紧、弦这五种脉形。滑与涩相对而言，紧脉与弦脉相对区别，洪脉比较特别，它出现的时机多在夏季或是发热性疾病中。

样样皆知：最后对脉象的脉位、脉势、脉率、脉形等都已经心中明了了。

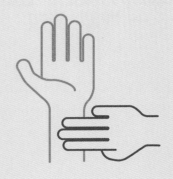

第二章

一学就会的脉诊
方法和技巧

第一节　寸口脉诊分候法，五脏六腑的健康一"摸"便知

寸口脉诊分候法，历史久远，影响广泛，在临床上应用普遍，具有重要的诊断作用，通过这个方法，可以了解五脏六腑的健康情况，从而帮助判断疾病的进展。

何为寸口诊法

寸口诊法是中医最主要的脉诊法，寸口分寸、关、尺三部，两手共有六部，历代医家遵《黄帝内经》，认为两手的寸关尺和人体的五脏对应，左手寸、关、尺对应心、肝、肾；右手寸、关、尺对应肺、脾、命门（肾）。

学会找对寸口脉的脏腑定位

首先，大家要知道脉分为寸、关、尺三部，对应人体五脏，那么，寸、关、尺在什么地方呢？寸口脉相对应的脏腑定位是怎么样的呢？

人的手腕关节靠上有一凸起的小骨，骨突起处动脉定位关，关的上方（也就是靠近腕关节，大拇指的根部）定位寸，关的下方（靠近肘部的方向）定位尺，将食指、中指、无名指分别按在

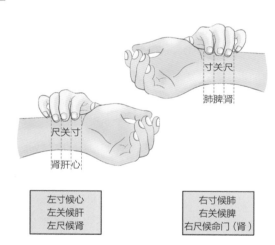

寸关尺脏腑对应图

寸、关、尺的相应部位，从腕部数，第一指部位称为寸，第二指部位叫作关，最靠近肘部的第三指部位叫作尺。

寸、关、尺三部，以尺为阴，寸为阳，关为阴阳界限。左手寸、关、尺分别对应着人体的心、肝、肾，右手寸、关、尺则对应着人体的肺、脾、命门（肾）。

对成人切脉，用三指定位，三指的疏密应按患者的高矮做出适当调整。小儿寸口脉部位狭小，不能容纳三指，可用"一指（拇指）定关法"而不细分三部。

第二节　指力取脉法，运用手指力量探索身体密码

指力，是指诊脉时运指的力量。不同力度按出来的脉象不同，按照什么样的力度来诊脉最为可靠呢？

取脉法的历史发展

一般认为，对各部轻指力切按为浮取，重指力切按为沉取，稍加用力切按为中取。因为沉、中、浮三者无明显标志，因此难以区分，力度也难以把握。

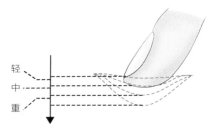

脉诊的指力，分轻中重

相对于难以掌握和区分的浮、中、沉三种指力取脉法，《难经》将寸口脉划分为"五部"，其所用的指力有五个等级，指力大小是以"菽"数（豆）重量来权衡的，因此也称菽权取脉法。

"菽"即古代的一种豆，菽数的重量代表着多少指力，且二者成正比。具体而言，就是先将手指轻轻放在患者桡动脉的皮肤上，从无力逐渐加压，以三菽（豆也）、六菽、九菽、十二菽定浮、中、按、沉四部位。先从浮位加压至中、至按、至沉，再从沉位轻举上提至按、至中、至浮。根据从上至下，再从下反上，观察脉形变化，并注意各阶段的脉搏力量。

何为浮部取脉法

医生用手指轻轻地按在患者桡骨动脉皮肤上所得之脉。要掌握浮取的力度，必须运用掌部的韧力举起手掌，控制三指触及在皮肤上而不施力，其指力的强度应该是1~3菽。浮位表示病机在表。

何为中部取脉法

是从浮位加小力，诊于皮肤之下即是中部。这时的力度就是我们所说的不轻不重的下指力度，基本上没有把脉管压扁。其指力同《难经》心部六菽取法。表示病在气分。

何为按部取脉法

医生切脉，从浮、中再加重力量（九菽之力），按在肌肉部分，同《难经》脾部九菽取法。反映病邪深入在里之病。

何为沉部取脉法

从按部加重十二菽之力向下切脉，已按至筋骨，因筋骨部位较固定，所以可以作为着力点的参考。表示病已深入。

第三节　脉诊指法技巧

脉诊指法是指医生在脉诊时运用一定的技巧，获得灵敏的指感，以辨别各种脉象的变化。正确运用指法可获取较为丰富的脉象信息，接下来我们就了解一下有哪些脉诊指法技巧吧！

（一）下指要准

下指又称"布指"，正确的布指是取得正确脉象的必要条件。诊脉时，先让患者取正坐位或仰卧位，平臂仰掌后，医生用左手诊患者的右手，或用右手诊患者的左手。诊脉下指时，首先以中指指端探得掌后高骨以确定关脉的位置，随后食指在前为寸脉，无名指在后为尺脉，若上下之部定位不准，就不能获取正确的脉象。

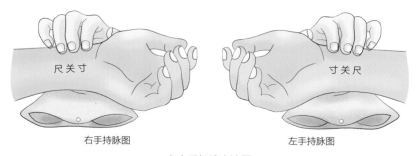

右手持脉图　　　　　　左手持脉图

左右手切脉方法图

（二）指目要清

何为指目？因为食指、中指、无名指，三根手指的皮肉厚薄不均，灵敏度也各不相同，感觉最灵敏的部位是在指端皮肉凸出的最高处，古人将此称作"指目"，用以比喻像眼睛一样能够敏锐感知脉象的任何细微变化。因此，在布指定位后，医生需要用手指最灵敏的指目去体察患者的脉搏变化。

（三）移指要密

诊脉时，常需移动切脉的手指，潜下心来细细感知脉象的变化。在移指前，医生需要注意修剪指甲，使其长短适中，光滑圆润。若指甲过长，一则影响指端运行，二则用力脉诊时，指甲可能刮伤患者。

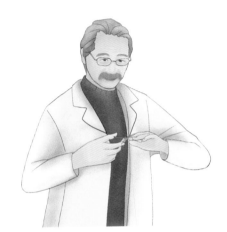

注意切脉前先修剪指甲，
以免伤到患者

（四）指力均匀

脉诊时运用不同指力进行总按、单按来取脉是脉诊内容中的重要一环。

总按：三指同时用大小相等的指力按寸、关、尺三部以诊脉的方法。

单按：用单根手指诊察一部脉象的方法，主要用于分别了解寸、关、尺各部脉象的位、数、形、势等变化特征，也用于小儿诊病。

三指指力轻重或同或异，应该随机变换。但若下指的指力不均匀，则脉独大、独小，将难以区分病症在何处。同时也不要两指诊脉，否则得出的结果也是不准确的。

所谓"心中明了，指下难明"，若现在只知道理论，缺乏实践，还是不能体会到真实的脉象。所以在学习了以上技巧之后，还需要多多练习，积累经验。

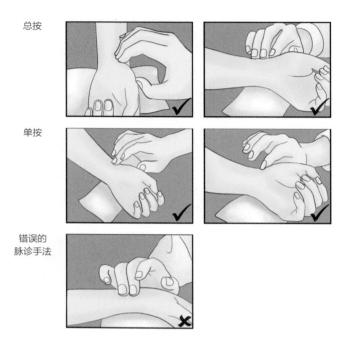

总按

单按

错误的
脉诊手法

正确与错误的脉诊手法

第四节　脉诊注意事项

脉诊虽然很方便，随时随地，不受时间、空间、环境的限制，但有些情况也会影响脉诊的准确性，那么哪些情况是不能切脉的呢？有哪些注意事项呢？

医生注意事项

- 医者必须全神贯注，仔细按触，每次诊脉时间应大于50秒，但不可过久按触。
- 必须要注意内外因素对脉象的影响。如小儿脉较成人脉软且速率快，胖人脉较瘦人脉沉……这些都是必须要考虑进去的。
- 有些人因为生理结构不同，触按的部位也可能较常人有所差异。
- 脉诊时间以清晨为最佳，此时患者体内外环境较稳定，容易鉴别脉象异常变化。

患者注意事项

● 患者在接受诊脉前，应休息片刻，调匀呼吸，安定情绪，放松身心。

● 人在大喜大悲的情绪下切脉，会极大降低准确度。因此要选择心情平和的时候，此时切出来的脉才准确。

● 剧烈活动后切脉，也会极大降低准确度。因此，建议患者到诊室后休息一会儿再切脉。

● 人在过冷或者过热的环境中切脉，也会极大降低准确度。天冷血管收缩变细，血流会减慢；天热血管舒张变宽，血流会加快，脉象就会出现相应变化，因此最好在温暖适宜的环境中切脉。

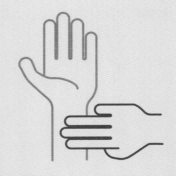

第三章

图解28种脉象，
快速掌握脉诊

根据脉象的特性，将脉分为位置、速度、边界、流利度、力度、形态几个要素。再根据脉的不同要素进行结果分析与归纳整理，从而得到对诊治疾病具有指导价值的脉诊结论。

脉是两种相对的症状表现：有数，就有迟；有滑，就有涩；有大，也有小；有短，也有长……从相对症状表现当中找出它所反映的病症和疾病的机理，之后作为诊断及处方的依据。

第一节　构成脉象有哪些要素

脉象要素通常以位、数、形、势四个方面进行分析归纳，这些是构成脉象的基本要素。

（一）脉位的深浅

脉位，指脉搏跳动显现的部位和长度，是诊脉时给指端的第一感觉与印象。当三指放在脉搏上时首先感受到的是脉搏跳动最明显位置的深浅、长短。有的轻轻一摸就能摸到，有的却需要用力才能摸到，这就分出了浮脉和沉脉，如果脉位藏在筋骨里面，需要推筋着骨去取的，那就是伏脉。而正常脉的脉位则不浮不沉，中等力度就可以取得，寸、关、尺三部也都可以摸到脉。

（二）脉势的强弱

脉势是指脉搏应指的有力无力、流利度、紧张度等趋势。找到脉之后，需要慢慢加力向下按，然后再把力度减小一点，手指再提回原处，反复数次。用指端感受脉对手指的抵抗力，正常脉象是在静止状态下，应指和缓，力度适中，且速率均匀，质感柔和。

如果按下去感觉脉很硬、很实、反弹力度很强，就证明这个脉有力量，代表正气实，为实脉，说明邪气与正气互相争持不下，交争剧烈，中医通常讲邪气实，正气亦不弱，即邪实而正不虚。

如果手指按下去没遇到多少抵抗力，按到哪儿就在哪儿，逆来顺受，甚至稍一加力脉就没有了，这种脉没力量，为虚脉，代表正气虚，因气虚无力鼓动脉道而显得无力。气虚之人可以说是生理功能低下，气、血、津液运行量小，不足以鼓动有力。治疗上首先要补充、扶助正气，正气足自然就能够与邪气进行斗争。

（三）脉形的粗细

脉管的粗细是针对脉的形体而言的，正常脉象粗细适中，就好像人的胖瘦正合适一样。怎样知道脉形的粗细程度呢？可以用手指从拇指一方向尾指一方、再由尾指一方向拇指一方按摩几下，感知脉管的宽度，通俗来讲就是看脉有多粗大或者多细小。

如果脉管充盈，说明体内气、血、津液充足，流动时往外输送的力量就大，输送管道（血管）的空间也大，气血输送能力就比较强。如若脉形过粗过宽，甚至边界不清，通常表示体内有湿邪，就好比脉管如河道，水足河道充，水满则流溢。

如果脉管较细，即便体内正气足但空间不够，也不能及时外送，气血输送能力就会变差，说明体内气血不太充沛。如果脉形过于细小的话，或者是柔软如发丝，或者是坚硬如钢丝，则可能是阴血不足、血壅气郁所致。

还有一种特殊情况，比如较常见的脉大而无力或脉小而有力的例子，这就涉及气血的偏盛偏衰问题了。气血是互为阴阳的两类物质，气主要负责输送，将血液灌输到全身，所以它属阳，主动、主扩张；血属阴主滋养，它有形体（液体），看得见摸得着；脉的力量或粗细是气血共同作用的结果，但血侧重于脉的力量，气侧重于脉管的粗细。二者都强，脉就粗而有力；二者都衰，就细而无力；气衰血强，脉就细而有力；气强血衰，脉就粗而无力。所以粗细还要综合气的作用一起看才更有意义。

（四）脉形的长短

脉形的长短是指脉搏的长度，也就是手指能够感觉到脉动轴向范围的长短，分为长脉和短脉。脉形大小合适，脉体较长而自然，柔和有弹性，这是正常脉象。

如果脉形长度超过本部，即指脉气搏动范围超过本部的状态，就好似如循长竿，又感觉长而紧且硬直，如牵紧之绳长而硬，则可以诊断为病脉。

如果脉的形状短缩，脉气搏动范围短小，不及本部的状态，不能充满寸关尺，脉在指下搏动，刚刚触及就缩回，常常只能在关部触及，尺寸两部不明显，则为短脉。如果短而有力则为气郁，短而无力则为气虚。

（五）脉搏的速率

《素问·平人气象论》中记载"人一呼脉再动，一吸脉亦再动，呼吸定息脉五动，闰以太息，命曰平人"。就是说正常人的呼吸节奏是固定的，一呼一吸之间，脉搏应搏动4次，不足4次为迟脉，超过5次为数脉。

西医中，正常成年人脉搏的跳动频率是在安静状态下每分钟75次左右，老年人相对慢些，年轻人相对快些，婴儿更快。按照这个标准，没能达到标准次数的就叫慢，超过标准次数的就属于快。

脉搏快慢能够反映身体状况，而脉象跳动的快慢也分为多种情况，反映了不同问题。《难经》有云"数则为热，迟则为寒"，数也就是脉搏跳动得快，迟就是脉搏跳动得慢。就是说，当脉搏跳动快时，表示机体的抗病系统处在比较积极、主动的状态；而脉搏跳动慢时，表示抗病功能已经相当疲惫，进入了一种消极、被动的状态。

由此可见，跳动快说明气血流通快，这个时候往往免疫力比较强，跳动太慢，说明气血流通比较慢，免疫力比较低。若久病阴虚，虚热内生，血行加速，脉数而无力，为虚热证。中医会根据脉搏的快慢选择相应的治疗策略：快，就积极配合祛邪，给身体提供足够的能量；慢，就先考虑扶正，不急于攻邪。

（六）脉搏的节律

脉搏有正常的韵律，也就是脉搏的均匀度，节律是否均匀，力度、大小是否一致。节律不均匀者有促脉、结脉、代脉；力度、大小不均匀者有微脉、散脉等。也就是脉搏的搏动间隙稍微不一致，时快时慢或脉力时大时小。就像一个人拿着锤子打桩，开始时精力充足，打桩的速度均匀，力度相当，当他疲劳时，就维持不了匀速、匀力了。出现这种脉象都是心气受伤的表现，只是轻重不同。

还有一种比较危险的情况，就是脉搏停跳，可以简单理解为脉"开小差"了，处理不及时很可能会有生命危险。

停跳分三种类型：

停跳类型	停跳特征	伴随症状	提示的健康问题
有规律的停跳	比如跳四下停，停完再跳，跳四下又停，很有规律	心悸明显；胸闷；手脚发麻；头晕眼花；眼睛发胀。不一定全有，但胸闷、心悸是必有的	有心脑血管问题，轻者可能是心脑供血情况有异常，要引起重视，否则可能出现更大风险，轻者晕厥，重者脑卒中，更严重就是猝死
无规律的停跳	停跳的规律比较乱，没节奏，可能跳一下就停，下次跳三下才停，没有规律	不仅具备有规律停跳的伴随症状，更严重的还有呕吐、高血压的问题	一般老年人比较多见，要赶紧治疗，脑卒中、猝死的风险相当高
无规律+变速停跳	前两种停跳在停的前后，脉跳动的速度是一样的，但这条连速度都变了，它原来如果是快的，停完再跳，可能就变慢了，而且还可能连力度都有变化，时而有力时而无力	多会出现危重症状	一般多出现在需要抢救的危重患者身上，见到这个脉，脑卒中、猝死这些情况基本上已经发生，如果抢救无效，意味着生命结束

（七）脉管的紧张度

脉搏紧张度也就是脉搏的硬度，如果按下去感觉像按在琴弦上，强而硬，为弦脉，如果感觉松弛和缓则为缓脉。

（八）脉搏的流利度

脉搏的流利度也就是脉搏的流畅程度，通畅状态较好，脉来圆滑流利为滑脉，通畅状态较差，脉来艰涩为涩脉。

第二节　脉诊也要多元辨证，才能精确诊断

《伤寒杂病论》中关于脉诊的原文共有150余条，约占全文三分之一。其中有"辨脉法"和"平脉法"两篇脉法的专论，可见仲景对脉诊十分重视。论中有以脉诊辨别证候的，有辨六经主证，有辨病名，有辨病性，有辨病位的，虽然辨别的方向不同，但也说明了脉诊需要多元辨证，才能更精确地诊断。

（一）辨证中的"证"是指什么

中医学的疾病有"病、证、症"三个概念。病是指独立的疾病，病由证构成；"证"是证据链，是证候；症则是症状和体征的总称。

中医学的证，是对机体在疾病发展过程中某一阶段病理反映的概括，包括病变的部位、原因、性质以及邪正关系，反映这一阶段病理变化的本质，其分为阴阳表里寒热虚实不同的性质。

（二）正常人的脉象要有胃、有神、有根

在进行精确诊断的时候，首先要记住正常人的脉象是怎么样的。

正常人的脉象也称平脉，平脉从容和缓。现代常把正常脉象特点总结为三点：一是不快不慢，正常成年人脉率每分钟应是60～80次；二是节律一致、无间歇；三是柔中有刚、不太硬也不太软、从容和缓、柔和而有力。也有一种说法是"有胃气、有神、有根"。

有胃气：是指脉象能体现出胃气，一开始摸脉体是柔软的，指下的搏动顺滑。其次是感觉脉象不快不慢、从容和缓，不浮于表面，也不是沉取才能感受到脉象。这说明脾胃运化功能正常，身体营养状况良好。胃气其实是指胃的受纳、腐熟与脾的运化功能在脉象上的反映。

有神：是指脉象有神气，柔和有力，摸上去柔软不坚硬，搏动时感觉刚柔并济；而且脉律整齐，搏动规律，不会忽快忽慢，提示精气充盈。即使微弱之脉，但未至散乱而完全无力；弦实之脉，仍感柔和之象，皆属"有神气"。反之，脉来散乱，时大时小，时急时徐，时断时续，或弦实过硬，或微弱欲无，皆是"无神"。

有根：是指脉象有根基，表现为尺脉沉取也能摸到，而且搏动有力。若病重，但尺脉沉取尚可摸到，则为肾气不绝，尚有生机；相反，若尺脉沉取不应，说明肾气已败，病情危笃。

（三）如何多元辨证，更精确地诊断

这就要提出中医最主要的诊断方法——四诊八纲了。

中医通过望、闻、问、切四诊手段诊察病情，并运用阴、阳、表、里、寒、热、虚、实八个纲领对病情进行归纳分析和辨别。

八纲是对疾病从阴阳、表里、寒热、虚实八个方面归纳、分析进行诊断的一种方法，是各种辨证的总纲。

在八纲辨证中，阴阳、表里、寒热、虚实八类证候之间的关系，并非是彼此平行的，一般来说，表证、热证、实证隶属于阳证范畴；里证、寒证、虚证统属于阴证范畴。所以，八纲辨证中，阴阳两证又是概括其他六证的总纲。此外，八类证候也不是相互独立，而是彼此错杂，互为交叉，体现出复杂的临床表现。

（四）多元辨证应该怎么做

一辨寒热："寒热"是辨别疾病性质的两纲，是用以概括机体阴阳盛衰的两类证候，一般而言，寒证是机体阳气不足或感受寒邪所表现的证候，热证是机体阳气偏盛或感受热邪所表现的证候。

二辨虚实："虚实"是辨别人体的正气强弱和病邪盛衰的两纲。一般而言，虚指正气不足，虚证便是正气不足所表现的证候，而实指邪气过盛，实证便是由邪气过盛所表现的证候。《素问·通评虚实论》说："邪气盛则实，精气夺则虚。"若从正邪双方力量对比来看，虚证虽是正气不足，而邪气也不盛；实证虽是邪气过盛，但正气尚未衰，表现为正邪相争剧烈的证候。辨别虚实，是采用扶正（补虚）或攻邪（泻实）治疗的依据，所谓"虚者补之，实者泻之"。

三辨表里："表里"是说明病变部位深浅和病情轻重的两纲。一般而言，皮毛、肌肤和浅表的经络属表；脏腑、血脉、骨髓及体内经络属里。表证，即病在肌表，病位浅而病情轻；里证即病在脏腑，病位深而病情重。

四辨阴阳：阴阳是辨别疾病性质的两纲，是八纲的总纲，即将表里、寒热、虚实再加以总的概括。《类经·阴阳类》曾有记载："人之疾病，……必有所本，或本于阴，或本于阳，病变虽多，其本则一……"指出了证候虽然复杂多变，但总不外阴阳两大类，而诊病之要也必须首先辨明其属阴属阳，因此阴阳是八纲的总纲，一般表、实、热证属于阳证，里、虚、寒证属于阴证。

八纲虽有各自的不同，但常存在着"相兼""夹杂"的复杂关系，有时还会出现"假象"。因此，在辨证过程中要认真地调查研究，连贯起来进行思索，透过现象抓住本质。

（五）多元辨证还应注意什么

男女脉象差异

中医理论认为，男子以气为主，女子以血为本，就连中医治病，也有男不离四君（四君子汤），女不离四物（四物汤）的说法。的确，大自然万事万物，阴阳有别，男女有异，这是自然规律，那男女脉象有何差异呢？

《医宗必读》中记载："男子尺虚，象离中虚也；女子尺盛，象坎中满也。"意思是说，男子的尺脉虚，像是《易经》中的离卦一样，女子的尺脉比较强盛，像是《易经》中的坎卦一样。

妇人、小儿脉象差异

上面讲了男女之间脉象的差异，那妇人脉和小儿脉有何差异呢？

妇人脉有月经脉、妊娠脉、临产脉这三种：

月经脉大致有三种脉象：1. 左关尺脉忽洪大于右是月经将至；2. 寸关脉调和而尺脉弱或细数者多见月经不利；3. 妇人闭经，尺脉虚细涩者为精亏血少，尺脉弦涩者多为气滞血瘀。

妊娠脉也有三种脉象：1. 已婚妇女月经停止，脉来滑数和缓；2. 孕妇脉若沉而涩，多见精血不足，胎元受损；3. 涩而无力多为阳气虚衰。

临产脉比较特别，临产时若见尺脉转急浮大而滑，中指动脉搏动明显，为临产征象。

小儿脉比较妇人脉更为特别，不光脉象和成人不同，诊法也是不太一样的。

小儿脉一般只诊浮沉、迟数、强弱、缓紧，以辨别阴阳、表里、寒热、虚实。数为热，迟为寒；浮数为阳，沉迟为阴；强弱可测虚实，缓紧可测邪正；脉象沉滑则可能有积食现象，脉象有浮滑则可能患有感冒咳嗽；紧主寒，缓主湿，脉象大小不齐，多有食物积存留滞于胃肠的病症。

又因为小儿相较于成人发育还未完善，因此小儿脉的诊法和成人不同，多用一指总候三部的诊法，即"一指定三关"。

通过以上解说，在辨证过程中要认真地调查研究，连贯起来进行思索，透过现象抓住本质。

第三节　脉位异常类——脉的位置高低深浅

（一）浮脉——如水漂木

体状诗

浮脉惟从肉上行，如循榆荚似毛轻。
三秋得令知无恙，久病逢之却可惊。

主病诗

浮脉为阳表病居，迟风数热紧寒拘。
浮而有力多风热，无力而浮是血虚。
寸浮头痛眩生风，或有风痰聚在胸。
关上土衰兼木旺，尺中溲便不流通。

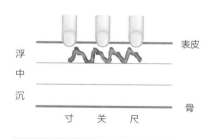

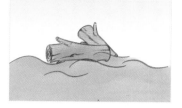

脉象示意图

脉所在位置

"浮脉惟从肉上行"中的肉是什么意思呢？看一下人体的层次，最表的是毛，毛底下是皮，皮底下是肤，肤底下是肉，也就是人们常说的肌肉，肉底下是脉，脉底下是筋，筋底下才是骨，骨里面是髓。

"肉上行"是说手一搭脉，感觉到脉出现的层次在中部以上，也就是肉往上的层次。浮脉的位置表现大致有以下两种情况。

第一种情况，脉管紧贴在皮肤表皮下，用手指轻轻接触到皮肤，稍微一用力即可以感觉到脉管的存在。

第二种情况，脉管部分浮在皮肤表面之上，有时候用眼睛看就能看到脉管浮出皮肤表面，有的甚至能看到脉管的搏动。

脉象是什么

浮脉的脉象摸起来是什么感觉呢？主要有两句形容的歌诀，具体解释如下：

"如循榆荚似毛轻"：榆钱儿大家应该都知道，榆钱儿是中间厚，两边薄，摸上去很有弹性，但又有很薄的感觉。浮脉摸上去就像榆钱儿的感觉，又像摸小鸟身上的毛，感觉很轻，稍稍一用力就没了。

"浮如木在水中浮"：如果榆钱儿没摸过，鸟毛也没摸过，可以体会一下一块木头漂在水上，摸上去感觉稍一压就沉下去了，用力下压就没了，浮脉，"木在水中浮"。

代表什么病

"三秋得令知无恙"：如果是在春夏秋三季摸到浮脉，可能是感冒了。注意秋季摸到浮脉，如果没有流涕、咳嗽等感冒症状，就是正常脉象。冬天人的气是往回收的，所以冬天是摸不到浮脉的，如果冬天不正确养生锻炼，把身体里的阳气逼出来，导致浮脉出现，那就是不正常的，需要注意身体健康问题。

"久病逢之却可惊"：一般久病的人脉弱，或者是沉，或者伏，都叫顺证，就跟它的外在表现是一样的。如果病了很长时间的人脉是浮脉，这叫逆证，阳气脱失，就要小心了，可能会有生命危险。

寸关尺分别主什么

"寸浮头痛眩生风，或有风痰聚在胸"：如果在寸部切到了浮脉，也就是在食指上跳得特别明显，会有头痛、眼睑跳、眼前发黑以及面部不由自主地抽搐。寸部出现浮脉，也可以推断为外感风寒咳嗽，也可以是风痰上扰的呕吐，或风痰引起的面瘫。

"关上土衰兼木旺"：中指位置叫关，关是左肝右脾，中指上感觉是浮脉可以推断是主风的肝过亢了，肝气旺盛。中医讲五行，一脏过亢就会削弱它的下家导致脾虚。这种脉尤其在春天特别明显。肝气上冲会出现头痛、目眩、生风，而生风的过程中如果碰到痰饮，就会聚在胸，表现为情绪不好，经常发火生气，还会影响食欲，主要是肝气旺后脾的吸收功能会跟着变差。

中医术语解释：现在常把眩和晕分不清楚，晕是头晕，感觉自身或外界景物旋转；眩是眼花、眼前发黑。比如人坐位的时候突然起立，眼前发黑就叫眩。

"尺中溲便不流通"："溲"指小便；"便"指大便。中医认为肾主"二便"，两尺部位正是侯肾阴和肾阳的地方，尺脉正常是沉伏的，细而软，绵绵不绝，这是肾气的特点，当它浮起来成为浮脉时，表现出来一种外向的、亢奋性的脉象，说明出现了下焦疾病，损伤到肾气就会出现大小便不通的情况，甚至出现肾病、肾炎、蛋白尿、血尿等病症。

脉象浮如何调理

脉象浮属于正常现象者无须调理，属于病脉的要在医生指导下用药，表证也分风寒和风热，不要乱吃感冒消炎药。平常食疗上，风寒表证者可以饮用热姜茶等祛寒，风热感冒者可以喝金银花、菊花茶等退热。

（二）沉脉——如石投水

体状诗

水行润下脉来沉，筋骨之间软滑匀。
女子寸兮男子尺，四时如此号为平。

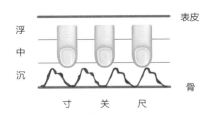

主病诗

沉潜水蓄阴经病，数热迟寒滑有痰。
无力而沉虚与气，沉而有力积并寒。
寸沉痰郁水停胸，关主中寒痛不通。
尺部浊遗并泄痢，肾虚腰及下元疴。

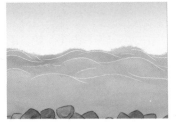

脉象示意图

沉脉所在位置

沉脉轻取不应，重按始得，如石沉水底。具体表现为脉搏显现的部位较正常脉位深，在皮肉之下靠近筋骨处，也就是在肌肉的深层跳动，用手指轻按难以察觉，中等力度按脉动也不明显，必须用重力按到筋骨间才能感觉到脉搏的明显跳动，所以可将沉脉理解为"深脉"，需要深深地按触才能感受的脉，就像投入水里的石子一样，必须摸到水底，才能摸到。

脉象是什么

古人经常拿沉脉来比作是水，水的特性就是"滋润下行"，所以沉脉也是如此，像水一样重按始得，手下的感觉就像棉絮包裹着沙石，虽然里面坚硬，刚劲有力，但是外表是柔和的，要是沉脉还兼有"柔滑均和"的感觉，可视为正常。

代表什么病

脉象沉的形成有虚实两方面原因。一是因为邪实内郁，正气仍盛，邪正相争于里，以致气滞血阻，不能将脉气鼓搏于外，所以脉沉而有力；二是因为脏腑虚弱，气血虚衰，或阳气虚弱，升举鼓动无力，不能统运营血于外，所以脉沉而无力。

脉象沉主里证，沉而有力为里实，可见于积滞、气滞、寒凝、痰饮等病症；沉而无力为里虚，如阳虚气陷、气少等，可见于各脏腑的虚证。假如脉沉而数，为内有热邪；脉沉而迟，为内有寒邪；脉沉而滑，为内有痰饮。

脉象沉还可见于正常人，肥胖的人脂肪层丰厚，脉位较深，所以脉象多沉；冬天血气收敛沉潜，所以脉象也偏沉；如果两只手六脉都沉细，却没有临床症状，称为六阴脉，也是正常生理现象。

寸关尺分别主什么

"寸沉痰郁水停胸"：如果寸部出现沉脉，多是因为"水停于胸"，常见于胸膈间的痰郁、水停诸症。

"关主中寒痛不通"：如果是关部出现沉脉，常见于脾胃寒凝气滞不通引起的疼痛诸症。

"尺部浊遗并泄痢，肾虚腰及下元痈"：如果尺部出现沉脉，常见于白浊、遗尿、泄泻、痢疾以及肾精气不足所导致的肾虚腰痛等症。当大小便不通时，尺部脉浮，希望通过皮肤排泄水与废物。当大小便过多时，尺部脉沉，以减少水分的过多流失。

另外还要注意，女子的"寸部"，男子的"尺部"出现沉脉，是因为性别的差异所导致，如果四季都是如此，也可以看作为正常。这是因为男子以阳为主，寸脉属阳，所以常比尺脉旺；女子以阴为主，尺脉属阴，所以常比寸脉旺。因此，男子的尺脉多沉，女子的寸脉多沉。

沉脉如何调理

脉象沉属正常生理现象的无须特殊调理，属病脉的应该在医生指导下具体治疗，据理辨证，心气虚则心慌气短，脾失健运则肢倦乏力或食少难化，脾不能正常化生气血则变生湿浊痰饮，浸淫脉道，心脉瘀滞，气血难通便产生胸痛，舌见瘀点为瘀血之证，脉沉缓主脾虚，沉细主气血不足。要作息规律，加强运动，饮食清淡，平常可在医生建议下根据自身情况选择食材辅助治疗。

（三）伏脉——重按著骨

体状诗

伏脉推筋著骨寻，指间裁动隐然深。
伤寒欲汗阳将解，厥逆脐疼证属阴。

主病诗

伏为霍乱吐频频，腹痛多缘宿食停。
蓄饮老痰成积聚，散寒温里莫因循。
食郁胸中双寸伏，欲吐不吐常兀兀。
当关腹痛困沉沉，关后疝疼还破腹。

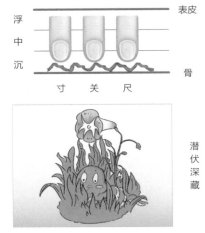

脉象示意图

脉所在位置

"伏脉推筋著骨寻"："伏"就是深藏的意思，"推筋著骨寻"是说切脉时必须推筋至骨，才能感觉到脉搏在深处隐隐约约的脉动，也就是说伏脉的脉位埋藏得比较深。

脉象是什么

伏脉的脉象摸起来是什么感觉呢？有一句歌诀这样形容：

"指间裁动隐然深"：句中的"裁"当为"才"的通假字，意思是说脉搏的位置很深，用力按压大概能感知到脉搏在深处隐隐约约的脉动。而在中医书籍《脉理求真》中有对伏脉描写的记载"凡沉微细短，皆属伏类"。意思是说，伏脉的脉象比较细小，摸起来感觉如绵裹砂，内刚外柔。

代表什么病

"伤寒欲汗阳将解"：如果患者常常因为感到肢体冷痛、麻木、关节疼痛、屈伸不利、冻疮、脱疽、阴疽等而摸到伏脉，一般是由于寒邪凝滞经络脏腑所导致的。尽管是伤寒表证，但常是因为寒凝经络，阳气不能发散，所以才能摸到伏脉。因此，由于伤寒表证而见伏脉，只要等到身体内阳气回归，突破筋络上的寒凝，就能因汗出而解。

"厥逆脐疼证属阴"：因脐腹冷痛，四肢厥逆而摸到伏脉，属于阴寒内郁证。阴寒之邪侵入人体，损伤阳气，如果长时间就要小心，需要及时调理。

寸关尺分别主什么

"食郁胸中双寸伏，欲吐不吐常兀兀"：文中"兀兀"是形容心中难受的样子，意思是说如果在寸部切到伏脉，也就是在第一个指头上跳得特别明显的话，患者会有饮食停留，胸闷不舒，以致想吐又吐不出，心里十分难受的症状。

"当关腹痛困沉沉"：假如患者有腹部疼痛，身困体乏等症状，主要是因为中焦寒湿凝聚，以致腹痛身困时，两手关部常见伏脉。

"关后疝疼还破腹"：此处"破腹"是形容疼痛剧烈，而"关后"就是切脉时候的尺部。意思是说假如患者下焦寒凝气滞，出现剧烈的疝痛、下腹部痉挛、疼痛等症状时，会在两手尺部感知到伏脉。

脉象如何调理

若因为邪气导致脉象出现伏脉，需要养成良好的生活习惯，合理安排饮食、睡眠、运动等。假如是因为久病导致伏脉，不仅要做到以上要求，还需保持良好的心理状态，多进行体育锻炼。生活中要多食叶酸含量高的食物，比如油菜、菠菜、小白菜、石榴、桃子、柠檬、山楂、苹果、榛子、核桃、葵花子、动物肝脏、粗粮胚芽等。同时注意不要吃含有酒精、咖啡因的食物。

（四）散脉——散似杨花

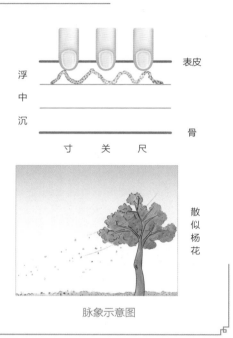

体状诗

散似杨花散漫飞，去来无定至难齐。
产为生兆胎为堕，久病逢之不必医。

主病诗

左寸怔忡右寸汗，溢饮左关应软散。
右关软散胻胕肿，散居两尺魂应断。

脉象示意图

散脉的位置

"有表无里"：首先散脉所处的位置是比较浮浅的，脉象的位置是在皮肤表皮下，用手指接触皮肤，轻轻用力就可以摸到。"有表无里"是指手指轻轻摸就可以摸到脉搏跳动，但如果手指用力，重重按下去，则摸不到脉象。

脉象是什么

散脉摸起来是什么感觉呢？主要有这样两句歌诀来形容，具体解释如下：

"散似杨花散漫飞"：杨花就是柳絮，每年春天都是柳絮满天飞舞的季节。因为质地很轻、形状松散，风轻轻一吹就在空中到处飘。散脉的脉象摸起来也是如此，摸上去就像摸到一团飘在空中的柳絮，感觉很轻，形状比较大，软软的。

"去来无定至难齐"：散脉的脉搏跳动，跳动间隔是不齐的，经常是时快时慢，时有时无这种感觉。

代表什么病

"产为生兆胎为堕"：如果产妇的脉象是散脉的话，意味着产妇即将生产，是生产前的前兆。如果没到生产期孕妇的脉象就表现出散脉的话，意味着将会流产，为堕胎的预兆。

"久病逢之不必医"：如果是病重日久，长期缠绵病榻的人出现散脉，意味着患者气血已经耗尽，正气消散，病情非常严重，基本上已经没有挽救的必要了。

寸关尺分别主什么

"左寸怔忡右寸汗"：如果在左手寸部切到了散脉，意味着心中会觉得惴惴不安，不能安定下来。若是右手寸部切到散脉，就会出现出汗异常的表现，比如白天自己觉得出汗增多，或是晚上睡觉出汗很多，醒来的时候出汗停止这些症状。

"溢饮左关应软散"：在左手的关部，也就是中指所在的地方切到散脉，会出现眼睛头面部水肿、小腿水肿，或者全身性的水肿，还会伴有怕冷、全身无力等症状。

"右关软散胻跗肿"："胻"为足胫，"跗"为足背同"跗"，整句意思就是在右手的关部，也就是中指所在的地方切到散脉，会出现腿足部皮肤肿胀的情况。

"散居两尺魂应断"：在两只手的尺部，也就是无名指所在的地方切到散脉，意味着病情已经非常严重了。

散脉如何调理

散脉多出现在危重症患者身上，多数心力不足，气血亏虚，脏腑已经衰竭。如果切脉时用力按压，还能感受到一点点脉力的话，还有一丝挽救的机会。这时候应该积极救治，用药方面采用大补元气、回阳救逆的药物像参附汤、升陷汤等。此时千万不可以用攻伐正气的药物，不然会雪上加霜。

（五）芤脉——如按葱管

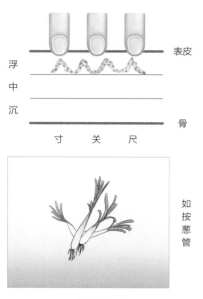

体状诗

芤形浮大软如葱，按之旁有中央空。
火犯阳经血上溢，热侵阴络下流红。

主病诗

寸芤积血在于胸，关里逢芤肠胃痈。
尺部见之多下血，赤淋红痢漏崩中。

浮
中
沉

表皮

骨

寸　关　尺

如
按
葱
管

脉象示意图

脉所在的位置

"芤形浮大软如葱"："芤"是葱的古称，中医形容芤脉"如按葱管"，葱管的特性就是"中空"，所以芤脉的特征也就是"中空"。也就是说轻按可以摸到脉，重按也可以摸到脉，唯独中等力度下却感到脉象空空如也，因此芤脉在位置上有两种情况，脉管紧贴皮肤表皮之下或者深藏在筋肉之中。

脉象是什么

芤脉的脉象摸起来是什么感觉呢？主要有一句歌诀来形容，具体解释如下：

"芤形浮大软如葱，按之旁有中央空"：葱叶圆筒状，中空，摸上去比较软，薄薄的感觉。因此芤脉摸上去就是浮大而软，按之中央空，两边实，好似手指按葱管的感觉。

代表什么病

"火犯阳经血上溢"：患者因血崩、呕血、外伤性大出血导致血量骤然减少，血液不得充养，阴血不能维系阳气，阳气浮散，就可以感知到芤脉。又因为患者的火邪侵犯阳经（三阳经络）经脉，导致人体大量出血，火邪是六淫邪气，侵犯人体会表现出鲜明的热象，全身、局部热象异常显著且血液运行加速乃至出血。

"热侵阴络下流红"：假如患者是由于火热邪气侵犯阴经（三阴经络）的络脉，引起便血、血崩之后，也能切到芤脉，但左右两只手都是芤脉，则说明生命垂危。在失血、伤液之后，血管自敛，或经输血、补液等而使阴液得到补充，则往往不再出现芤脉。

寸关尺分别主什么

"寸芤积血在于胸"：如果患者在大量出血后，血不足以荣养心脏，以致心悸怔忡的时候，常可以在寸部切到芤脉。

"关里逢芤肠胃痈"：如果患者从胃中大量呕吐脓血（吐红），多数能在关脉处切到芤脉。

"尺部见之多下血，赤淋红痢漏崩中"：这句话中"赤淋"是指血淋，即尿中有血。如果在尺部切到芤脉，患者往往是由于血淋、红痢、便血、血崩、漏经等大量出血所致。

脉象如何调理

本脉象多是由于血崩、呕血、外伤性大出血等突然出血过多，导致血量骤然减少，阳气浮散所致，因此，要积极治疗原发病。平时注意保护身体，适当锻炼，防止意外损伤，学会保持乐观积极的心态。在饮食上，多吃热量、蛋白质和维生素丰富的食物，同时注意补铁，多吃菠菜、红枣、动物肝脏、血豆腐等。

第四节　脉率异常类——每分钟脉搏的次数

（一）迟脉——去来极慢

体状诗

迟来一息至惟三，阳不胜阴气血寒。
但把浮沉分表里，消阴须益火之原。

主病诗

迟司脏病或多痰，沉痼癥瘕仔细看。
有力而迟为冷痛，迟而无力定虚寒。
寸迟必是上焦寒，关主中寒痛不堪。
尺是肾虚腰脚重，溲便不禁疝牵丸。

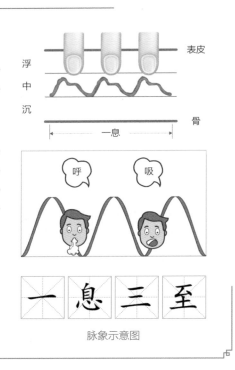

脉象示意图

脉所在的位置

"但把浮沉分表里"：这句话表明，虽然同是一个迟脉，但它所在的位置有浮、沉两个方面。轻按可按触到则为浮，说明脉管紧贴皮肤，重按才可得到说明脉管的位置深。不一样的位置对应的病症也是不一样的，需要区别对待。

脉象是什么

迟脉的脉象摸起来是什么感觉呢？主要有一句形容的歌诀解释如下：

"迟来一息至惟三"：一呼一吸为一息，是古代用以度量脉搏次数的时间单位，迟脉一息三至，就是说一分钟脉搏约在60次以下。因此迟脉脉象就是脉搏跳动缓慢。《脉经》谓："迟脉呼吸三至，至离经脉，则仅二至。"即说迟脉一分钟脉搏跳动54次，但假如一息才只有二至，即每分钟仅36次，则为离经之脉。不过，在正常人群中某些训练有素的运动员，或体质健壮的青壮年人，也可见到迟脉，是健康的表现。

代表什么病

"迟司脏病或多痰"：迟脉的出现一般都属于脏器方面所发生的病变，例如心阳衰微、体力虚弱，痰湿，就往往会见到迟脉。

"沉痼癥瘕仔细看"：患者倘若有沉寒痼疾、癥瘕、积聚等，也能摸到迟脉，需要仔细分辨。"沉寒痼疾"是寒邪久伏于里的阴证，又称内有久寒，多见于素体虚弱，或久病功能衰退的慢性病。"癥瘕"多指妇女下腹部、腹中结有包块，伴腹胀、满闷，或阴道出血、小腹疼痛等疾病。多是正气不足，痰瘀互结于冲任胞宫日久，气血阻滞、脏腑失调所致。

"有力而迟为冷痛，迟而无力定虚寒"：若是脉象缓慢但是有力，常见于积寒疼痛的里寒实证；若是脉象缓慢但无力，则多为阳气亏损的虚寒证。

寸关尺分别主什么

"寸迟必是上焦寒"：假如在寸部切到迟脉，由于寸主上焦，上焦多指心、肺部位，因此表示心胸部有寒邪凝滞。

"关主中寒痛不堪"：假如在关部切到迟脉，由于关主中焦，中焦多指脾、胃、肝、胆等内脏部位。因此，在这些部位常有积冷伤脾、癥瘕、挛筋等寒痛证。

"尺是肾虚腰脚重，溲便不禁疝牵丸"：假如在尺部切到迟脉，尺部主下焦，下焦多指肾、大肠、小肠、膀胱等脐以下的内脏器官，因此，在这些部位常有肾虚火衰、腰脚重痛、小便不禁、睾丸疝痛等症状。

脉象如何调理

由于迟脉主要是阳虚阴盛所致，大多都适合用温补。

"消阴须益火之原"：就是一种温补阳气的治法，主要源自于唐代。后人简称为"益火消阴""扶阳退阴"。可以服用熟地黄、山萸肉、山药、熟附子、肉桂等温补药以温补阳气。平时生活中要多吃散寒补阳的食物，比如韭菜、羊肉、生姜等。

不要熬夜，睡眠能修复身体消耗的阳气；多做运动，运动能生发阳气，阳气充实于四肢感觉浑身都比较温暖，多晒太阳也能促进体内阳气生发，达到补充阳气之目的。

（二）数脉——脉流薄疾（位置浅、速度快）

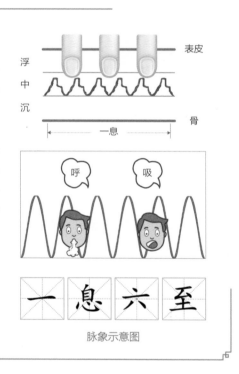

体状诗

数脉息间常六至，阴微阳盛必狂烦。
浮沉表里分虚实，惟有儿童作吉看。

主病诗

数脉为阳热可知，只将君相火来医。
实宜凉泻虚温补，肺病秋深却畏之。
寸数咽喉口舌疮，吐红咳嗽肺生疡。
当关胃火并肝火，尺属滋阴降火汤。

脉象示意图

脉所在位置

数脉位置一般在机体皮肤之下，筋骨肌肉之上，位置较为表浅，因此容易触碰得到。

脉象是什么

数脉，是脉率很快的意思。一般平常人的脉搏，一呼一吸，总是在四至或五至之间，也就是一个呼吸跳动四五次，如果超过便是"数"脉了。

《濒湖脉学》言数脉"一息六至，脉流薄疾"，一息六至也就是一息之间脉搏跳动6次，就说明脉搏速度是极快的，已经很接近心动过速的边界了，这是血脉中脉气流动急迫的缘故。

当然，还要看年龄，儿童的脉搏一般都会比成年人快一些，一息六至是正常的，就不能把它当作有热的脉象来看待了。

另外，如下属于正常情况：

- 运动、饮酒的时候脉会跳得快。
- 情绪激动的时候脉也会跳得快。

代表什么病

数脉主热证，也可见于里虚证。

"数脉为阳热可知"：数而有力，脉跳得快，又有力量，显然是实热内盛。热盛主动、属于阳，因此脉搏跳得快、跳得有力。若无力，跳得快，有两种可能：一种是阴虚内热，阴虚也是热，但是它属于虚热，虚热的时候力量肯定就没有实热那么大。实热证的脉搏、脉体应当是洪，比较大，而阴虚证的脉体比较小。另外，气血亏虚或者是虚阳浮越，都可能出现数脉。气血亏虚的时候，为了满足身体需要，心脏只好加快跳动，甚至是虚阳浮动。所谓虚阳，就是为了满足需要，心气勉其力而行之，就是企图加快气血的运行速度。

"只将君相火来医"：阴虚热盛、阳亢的时候，可以出现阳盛；阴盛，虚阳浮越的时候，属于阴不敛阳，阳气亏虚到了极点，可以出现虚阳浮越。古人认为"暴数者多外邪，久数者多虚损。"所谓"暴数"，是讲新患病，病的时间不久，脉搏跳得快，多半是有外邪，比如外感风热，或者里热炽盛。所谓"久数"，是说长期久病以后，脉搏虽然跳得快，但脉体特别小，多半是虚损，可能是阴虚、血虚，如果是脉体并不很小，但力量特别弱，那可能是阳虚、气虚。如果心肺功能不好的人，脉搏也跳得快，这就不是热证，而是阳气不足了。

"实宜凉泻虚温补"：当外邪进入身体时，代谢会加快，就会出现实火脉，即数脉大而有力；当贫血或失血时，就会出现虚火脉，即数脉细而无力。实火宜凉宜泻、虚火当温当补，应注意分辨数脉的不同状态。

"肺病秋深却畏之"：至于肺病伤阴的人，在秋季最忌见到数脉。因古人以肺气属秋，秋深的天气干燥，对肺病伤阴之人是不利的。如再见数脉，说明火热内盛，伤及肺阴，治疗就更加困难了。

寸关尺分别主什么

"寸数咽喉口舌疮，吐红咳嗽肺生疡"：如果是左寸出现了数脉，是上焦心火上炎所致，多见于咽喉肿痛、口舌生疮；如果是右寸出现了数脉，是上焦肺中有燥热所致，多见于咳嗽吐血、肺中脓疡。

"当关胃火并肝火"：如果是左关出现了数脉，多为肝火上炎所致；如果是右关出现了数脉，常常是胃火内盛的表现。

"尺属滋阴降火汤"：若两手尺部切到了数脉，则是下焦火热，犹如被火焚烧的感觉，急宜用"滋阴降火"一类的治疗方法，以保护阴精。

数脉如何调理

脉数是需要根据体温高低和心率快慢来做治疗的。体温升高时需积极做好退烧治疗，同时检查一下血常规，根据白细胞和淋巴细胞升高的情况来选择合适的治疗。同时注意适当饮水，多休息，多吃一些新鲜的蔬果。

（三）疾脉——比数脉更快

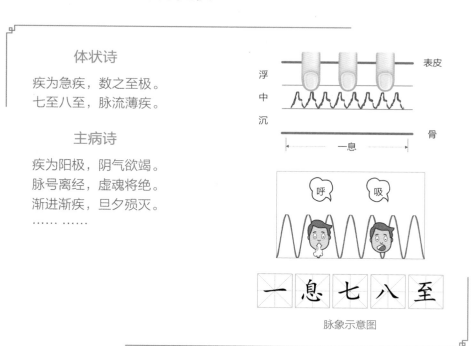

体状诗

疾为急疾，数之至极。
七至八至，脉流薄疾。

主病诗

疾为阳极，阴气欲竭。
脉号离经，虚魂将绝。
渐进渐疾，旦夕殒灭。
……　……

脉象示意图

脉象所在位置

疾脉脉搏跳动次数多，但其脉力、脉体与正常无异，脉的位置也与正常脉一样。不过有时会因病情不同而略微有些差异，因此取脉时需要认真寻按。

脉象是什么

"七至八至，脉流薄疾"：疾在汉语词典中有很多解释，有一种解释是快、迅速、猛烈的意思，比如疾走、疾风。而疾脉中"疾"就是取快的解释，古人用手摸脉感觉到很快，但具体有多快呢？古代并没有手表，所以在计算时间时一般采取一息来计算，一息就是一呼一吸，是医者在平静状态下的一次呼气和一次吸气的时间。

一般认为一息四五至皆为正常，相当于脉搏60～90次/分。低于四至的脉就比较慢，超过五至的脉就快，可以称为数脉了，而疾脉"七至八至，脉流薄疾"，已达到七八至了，通俗来讲就是快中之快了。医生一次正常呼吸，患者的脉搏达七八次（相当于每分钟脉搏达120～140次）。

代表什么病

"疾为阳极，阴气欲竭"：人体正常情况下是阴阳相互配合，就像太极八卦图一样你中有我，我中有你，二者缺一不可。疾脉则是阳热亢极，阳气太盛占据了阴气的位置，或者只有阳气，阴气将要衰竭，有旦夕殒命的危险。古人见到疾脉，常判定为危恶之候，一般为恶证，预后不良，遇到这种脉象就要小心了，可能有生命危险。出现疾脉一般为急性热病，阳气太盛，损害阴气，或者是虚损劳伤者，长期慢性病，损害了阴气。

"孕妇将产，离经之脉"："孕妇将产，亦得离经之脉，此又非七八至得名，如昨浮今沉，昨大今细，昨迟今数，昨滑今涩，但离于平素经常之脉，即名为离经矣"。离经之名来自其脉象的变化，昨天的脉象是大而细，今天可能是迟而数，有别于平时的脉象，故称离经脉。孕妇无病见疾脉，则为临产之兆。

寸关尺分别主什么

"左寸居疾，弗戢自焚；右寸居疾，金被火乘"：如果在左手寸部切到疾脉，若不及时治疗会有危险。"弗戢自焚"出自《左传·隐公四年》，言"兵犹火也，弗戢，将自焚也"，意思为发动战争就像火一样，不及时止息，就会焚毁自己。左寸脉疾，是心火炎盛，不能敛藏，如果不及时治疗，预后不良，危及生命。如果在右手寸部切到疾脉，说明心病及肺。中医讲五行生克制化，五行之间相互制约，相互滋生。在五行生克中火本克金，但由于火太过，势力太强，导致过分克制金，金代表肺，火代表心，右寸脉疾，是心火乘犯肺金的表现。肺被过分克制，可能出现肺系疾病，此时在治疗时不仅要治疗肺系疾病，同时也要兼顾心火。

"左关疾也，肝阴已绝；右关疾也，脾阴消竭"：左手代表的是肝，右手代表的是脾。左关脉疾，显示肝阴已绝，因为阴不能敛阳，阳浮越于外；右关脉疾，表明阴已经耗竭，不能潜藏阳气，出现脾阴消烁耗竭之征。

"左尺疾兮，涸辙难濡；右尺疾兮，赫曦过极"：左尺脉疾，乃肾阴枯竭不能濡润全身；右尺脉疾，是孤阳独亢上越过极。尺主要候肾，肾主水，有管理调节全身津液代谢的功能，尺脉疾急为肾阴枯竭，不能藏阳，全身失去濡润，肾阴不足不能潜藏，孤阳独亢上越过极之象。

疾脉如何调理

婴儿脉跳一息七至为正常，不作疾脉论。疾脉除孕妇、婴儿外多属危象，属于病脉的要及时就医，并在医生指导下用药。对于急性起病出现疾脉之人，平时在饮食上以清淡为主，少食辛辣。另外，在茶饮方面可饮一些菊花、野菊花、金银花以清热。

（四）缓脉——来去弛缓松懈

体状诗

缓脉阿阿四至通，柳梢袅袅飐轻风。
欲从脉里求神气，只在从容和缓中。

主病诗

缓脉营衰卫有余，或风或湿或脾虚。
上为项强下痿痹，分别浮沉大小区。
寸缓风邪项背拘，关为风眩胃家虚。
神门濡泄或风秘，或是蹒跚足力迂。

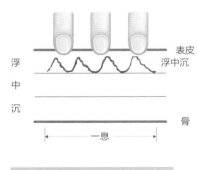

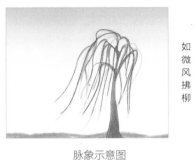

脉象示意图

脉所在位置

"欲从脉里求神气，只在从容和缓中"：从这句诗中可以知道，不管什么脉象，只要具有从容和缓气象的便算是"神气"还在，缓脉本身就是神气充足的反映，也就是正常和缓的脉象，所以脉的位置也正常。

若是由于病变而导致的缓脉，就会有两种不同情况了。从"上为项强下痿痹，分别浮沉大小区"可知，风湿在上而见颈项强直等症，脉多见浮缓有力，脉管位置是偏上的，略贴皮肤；风湿在下而见痿痹等症，脉多见沉缓有力，脉管位置比较深。总之，不一样的病情要区分对待。

脉象是什么

缓脉的脉象摸起来是什么感觉呢？主要有一句形容的歌诀解释如下：

"缓脉阿阿四至通，柳梢袅袅飐轻风"：句中的"阿阿"是"舒缓"的形容词，

"袅袅"是指柔软的东西随风摆动。整句话的意思就是缓脉的脉象总是舒缓而均匀的，好像是在春风里摇曳不停的柳梢，有一种轻盈柔软的姿态。

代表什么病

缓脉有正常的，也有疾病导致的，现在我们主要分析由于疾病导致的缓脉。

"缓脉营衰卫有余"：是指患者倘若因为风邪引起头痛、鼻塞、流鼻涕、打喷嚏，营气不足，卫气有余（营气是行于脉中之气，卫气是行于脉外之气），脉象多是缓脉。

"或风或湿或脾虚"：倘若脉象不止缓慢且脉象细小，很有可能是湿滞经络，脾胃虚弱。

"上为项强下痿痹，分别浮沉大小区"：是指风湿在上且患者有颈项强直等症，脉象多浮缓但有力，风湿在下且患者有痿痹等症，脉象多沉缓但是有力。

寸关尺分别主什么

"寸缓风邪项背拘"：意思是说如果在寸部切到了缓脉，说明患者多有外感风邪、颈项和后背拘挛难以屈伸的症状。

"关为风眩胃家虚"：若患者左关处感受到脉缓且有力，则患者常有眩晕症，右关处感受到脉象迟缓且无力，则患者常有胃气虚弱的症状。

"神门濡泄或风秘，或是蹒跚足力迂"：若患者尺脉迟缓说明肾阳虚且湿邪偏盛导致大便湿软泄泻；若患者尺脉多缓中带涩，则有津液燥涩导致大便秘结的症状；若患者尺脉多迟缓而弱说明有气虚湿滞，两足蹒跚无力，行动缓慢的体征。

脉象如何调理

在平时要注意保暖，特别是腿脚的保暖，如果下肢保暖做得好，全身都会觉得暖和，晚上睡觉前，一定记得泡脚。

在饮食方面，应多吃一些性属温热且清淡易吸收的食品，如牛肉、羊肉、鸡肉、大蒜、生姜、桂圆等。

第五节　脉势异常类——来去之势的流畅度

（一）滑脉——如盘走珠

体状诗

滑脉如珠替替然，往来流利却还前。
莫将滑数为同类，数脉惟看至数间。

主病诗

滑脉为阳元气衰，痰生百病食生灾。
上为吐逆下蓄血，女脉调时定有胎。
寸滑膈痰生呕吐，吞酸舌强或咳嗽。
当关宿食肝脾热，渴痢癫淋看尺部。

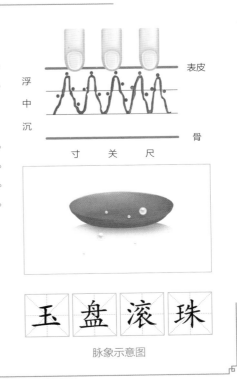

脉象示意图

脉所在位置

滑脉浮取有力，根据病情略有不同。体健热盛者，脉管所在位置是正常的，指下会有圆滑流利的感觉。体弱热轻者位置略微偏上，脉的宽度一般和正常接近，或有时宽些。

脉象是什么

滑脉的脉象摸起来是什么感觉呢？主要有一句形容的歌诀解释如下：

"滑脉如珠替替然，往来流利却还前"：意思是说滑脉的搏动是很流利地持续不断地旋转着，很像一颗圆滑的珠子在指下转动，同时又有些像水流一往无前。但要注意，不要把滑脉与数脉混同起来，数脉显然是至数的增加，而滑脉只是搏动的流利而已。

代表什么病

"滑脉为阳元气衰"：滑脉本为阳气有余的脉象，但亦有元气衰少，不能摄持肝肾之火，而导致潮热、口干、口渴、面色潮红、皮肤干燥、烦躁、月经提前、月经量多等症状，患者的脉象多是滑脉。

"痰生百病食生灾"：如果患者体内水液不得输化，停留或渗注于某一部位，可出现头目眩晕、饮食停滞等症状，脉象也多是滑脉。

"上为吐逆下蓄血"：如果患者出现胃气上逆导致呕吐，或者血气下瘀而成蓄血，患者脉象也往往是滑脉。

"女脉调时定有胎"：如果患者是妇女，且停经无病，脉象又是滑脉，多半是妊娠有胎了。

寸关尺分别主什么

"寸滑膈痰生呕吐，吞酸舌强或咳嗽"：如果在寸部切到滑脉，患者可能会有呕吐、吞酸、舌强、咳嗽等症状，多半是由于胸膈间痰液停留或渗注，心阳和肺气都不能下降所致。

"当关宿食肝脾热"：如果患者有头胀、头痛、心烦易怒、睡眠欠佳、口干口苦等肝热症状，或有消瘦面黄、四肢乏力、食不消化、腹痛等脾困症状，关部脉象多是滑脉。

"渴痢癫淋看尺部"：如果患者的肾或膀胱、大小肠气化失常，出现小便不利或涩痛、尿赤、尿混浊，且伴随多饮、多食、多尿、形体消瘦，或尿有甜味等症状，尺部脉象多见滑脉。

脉象如何调理

疾病导致的滑脉如何调理，取茯苓、桂枝、白术、炙甘草、法半夏、生姜等用水煎服。饮食上多吃富含维生素、优质蛋白质且清淡易消化的食物，日常生活中也应该加强锻炼，提高免疫力。

（二）涩脉——轻刀刮竹

体状诗

细迟短涩往来难，散止依稀应指间。
如雨沾沙容易散，病蚕食叶慢而艰。

主病诗

涩缘血少或伤精，反胃亡阳汗雨淋。
寒湿入营为血痹，女人非孕即无经。
寸涩心虚痛对胸，胃虚胁胀察关中。
尺为精血俱伤候，肠结溲淋或下红。

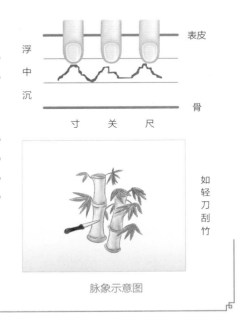

如轻刀刮竹

脉象示意图

脉所在位置

涩脉浮取中取皆摸不清，只有重按才可能摸到，但仍模糊不清，所以需要认真寻按。脉所在的位置是看患者的病情，脉力有时细弱，贴近皮肤，有时不减，在脉管的正常位置。

脉象是什么

涩脉的脉象摸起来是什么感觉呢？主要有三句形容的歌诀解释如下：

"如雨沾沙容易散"：将脉象比喻细雨沾着沙土，被吸收后很容易分散，说明脉气散漫不聚且涩而不流的意思。

"病蚕食叶慢而艰"：又将其脉象比喻成生病的蚕在吃桑叶，迟缓艰涩。

代表什么病

"涩缘血少或伤精"：如果患者有营血虚少、津液损伤的症状，其脉象往往是涩脉。

"反胃亡阳汗雨淋"：严重反胃或由于大汗不止、吐泻过剧，导致伤津亡阳以后，可出现大汗淋漓、汗出如珠而微黏、畏寒、手足冷、呼吸微弱等症状，其脉象也往往是涩脉。

"寒湿入营为血痹"：患者外感寒湿邪气，入于营分，血气阻滞，血行难通，四肢末端动脉阵发性痉挛，出现血痹一类的病症，脉象也常常是涩脉。

"女人非孕即无经"：妇女有孕时感知到涩脉，是血气不足难以养胎；若是无孕情况下感知到涩脉，说明该患者精血枯竭，难以怀孕。

寸关尺分别主什么

"寸涩心虚痛对胸"：如果在寸部感知到涩脉，说明患者多有心血虚损且胸部疼痛的症状。

"胃虚胁胀察关中"：关部感知到涩脉说明患者多有脾胃虚弱伴两肋气滞胀满等肝郁气滞症状。

"尺为精血俱伤候，肠结溲淋或下红"：尺部感知到涩脉说明患者多有下焦精血两伤，而导致肠结便秘、小便淋沥、肠风下血等症状。

脉象如何调理

日常饮食中需要做到食物多样化，保证营养均衡。多吃富含铁的食物促进造血，比如动物血、动物肝脏、红肉等；多吃富含钙的食物，比如奶酪、牛奶、豆制品等；多吃富含维生素C的食物，比如鲜枣、猕猴桃、橙子等，维生素C可促进铁吸收。

另外，平时在生活中还应该养成良好的生活习惯，保持乐观健康的心态。

（三）动脉——厥厥如豆

体状诗

动脉摇摇数在关，无头无尾豆形团。
其原本是阴阳搏，虚者摇兮胜者安。

主病诗

动脉专司痛与惊，汗因阳动热因阴。
或为泄痢拘挛病，男子亡精女子崩。

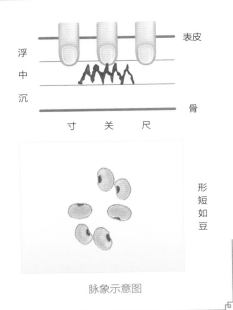

脉象示意图

脉所在位置

动脉偏沉，浮取不显。中取或重取时脉体和脉力均接近正常脉，只有用力寻按，指间能感受到震荡之意，虽然时间很短暂，脉所在位置略微偏下。

脉象是什么

动脉的脉象摸起来是什么感觉呢？主要有一句形容的歌诀解释如下：

"无头无尾豆形团"：意思是指动脉的脉象摸起来坚紧有力，呈圆豆一般，无头无尾地突出一点，摇动着跃然于指下。

代表什么病

"动脉专司痛与惊"：出现动脉有可能是因为寒胜于阳的疼痛，气乱窜扰的惊悸导致的。

"汗因阳动热因阴"：如果摸到动脉，说明患者可能会有阳不胜阴所致的汗液外泄，阴不胜阳所致的发热等症状。

"或为泄痢拘挛病"：如果患者有脾胃不和、寒热杂处所致的腹泻；脏腑气滞不通、血行瘀阻，进而传化失职、气血相干所致的痢疾；阴寒邪盛、经气受伤所致的经脉拘急挛缩等症状，也会出现动脉。

"男子亡精女子崩"：如果有阴虚阳盛所致的男子亡精（即失精，精液亡失的意思）、女子血崩等病症，也会出现动脉。

总而言之，动脉的出现不外乎阴和阳两个方面互相搏击，有所偏盛偏衰的结果。

寸关尺分别主什么

"动脉摇摇数在关"：旧时说动脉只限于在关部出现，只能在关部切到动脉，但其实寸、关、尺三部都可以见到。

- 若在寸部切到动脉，由于寸部主上焦，则说明上焦处阴阳失衡，上焦主心肺，若上焦阳虚则容易出现胸部闷痛、甚则胸痛彻背的症状，上焦阴虚则容易出现面赤、呕吐等体液外泄失常症状。

- 若在关部切到动脉，由于关部主中焦，则说明中焦处阴阳失衡，中焦主脾、胃、肝、胆等内脏，若中焦阳虚则容易出现食少腹胀、大便稀、脾胃不和等症状。

- 若在尺部切到动脉，由于尺部主下焦，则说明下焦阴阳失衡，下焦主肾、大肠、小肠、膀胱等脐以下内脏器官，若下焦阴阳失衡则容易引起寒热杂处所致的腹泻。

脉象如何调理

在平时日常生活中，需要养成良好的生活习惯，合理安排饮食、睡眠、运动等，保持好心情，天冷加衣，避免寒邪入侵，多晒太阳、多吃温阳食物，补充体内阳气，以抵抗阴寒邪盛对身体的伤害。饮食上，注意调理脏腑功能，尤其要注意调理脾胃，提高脾胃的运化功能，为身体提供能量，避免身体阴阳失衡。

第六节 脉体异常类——脉搏跳动的形态

（一）细脉——细如丝线

体状诗

细来累累细如丝，应指沉沉无绝期。
春夏少年俱不利，秋冬老弱却相宜。

主病诗

细脉萦萦血气衰，诸虚劳损七情乖。
若非湿气侵腰肾，即是伤精汗泄来。
寸细应知呕吐频，入关腹胀胃虚形。
尺逢定是丹田冷，泄痢遗精号脱阴。

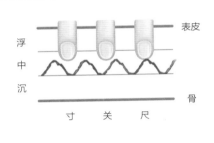

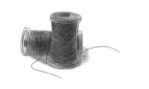

细如丝线

脉象示意图

脉所在位置

细脉多为中取位，搏动部位浅表，所以应指明显，手指轻按就可以摸到。

脉象是什么

细脉的脉象摸起来是什么感觉呢？主要有两句形容的歌诀，具体解释如下：

"细来累累细如丝"：细脉摸起来的感觉不仅仅是如同丝线那样细，而且表现得软弱无力，整个人感觉非常疲劳困乏，一副病恹恹的样子。

"应指沉沉无绝期"：细脉虽然极其细软，但却在深部不停跳动，无论什么时候，指下始终可以明显地摸到它。

代表什么病

"春夏少年俱不利"：一年当中，春天和夏天阳气旺盛时，人体的气血也应当旺盛，气血充盈，若在此时出现细脉，则提示身体气血亏虚，需要及时调养。另外，青少年身体健壮，正常情况下也应当气血充足而旺盛，出现细脉是一种很不正常的现象，需要及时调养，否则身体长期处于亏虚状态，会出现各种疾病。

"秋冬老弱却相宜"：一年之中，秋季和冬季阳气逐渐衰弱，阴气加重，人体气血也没有春夏那么旺盛，出现细脉是正常现象。另外，老年人由于年龄原因阳气不足，容易体弱多病、气血亏虚，出现细脉也是很正常的，是和自然界的气候变化相适应的。

寸关尺分别主什么

"寸细应知呕吐频"：如果在寸部切到细脉，提示患者经常呕吐，而且气虚严重。

"入关腹胀胃虚形"：在中指切到细脉，则提示患者脾胃非常虚弱，经常容易腹胀，而且形体瘦弱。因为脾胃虚弱，食物没有充分消化为水谷精微，而是生成不被吸收的中间产物，这些物质身体不能利用，血管就会主动变细，不运载，身体由于没有充足营养，因此非常瘦弱。

"尺逢定是丹田冷"：两尺部位是侯肾阴和肾阳的地方，尺脉正常是沉伏的，细而软，绵绵不绝，即沉脉，这是肾气的特点，当它变为细脉时，则提示患者元气大伤，身体阳气不足，出现丹田（脐下三寸）寒冷、泄痢遗精、阴精脱失、失血过多、整个身体非常虚弱。

脉象细如何调理

脉象细提示人体有虚证，一般是阴血两亏。

静脉注射：最快的是通过静脉注射的方式纠正脉细，比较常见的是静脉输注血浆、红细胞，都可以改善血容量，使细脉快速恢复。也可以静脉输注生理盐水、脂肪乳等营养物质，特别对于长时间身体虚弱的人，用静脉输入的方式可以使细脉快速调整。

服用一些滋补性药物：像生脉饮、炙甘草汤。另外，可以通过合理的食物进补，像取芝麻、豆腐、肉类、海参等熬炖，食物更容易消化，这样便可以让脉细的症状得到调养、纠正。

适当运动：比如散步、慢跑、跳舞，能加快心率，提升心输出量，改善脉细的情况，每天应该坚持运动大约30分钟。

（二）洪脉——状如洪水

体状诗

脉来洪盛去还衰，满指滔滔应夏时。
若在春秋冬月分，升阳散火莫狐疑。

主病诗

脉洪阳盛血应虚，相火炎炎热病居。
胀满胃翻须早治，阴虚泄痢可愁如。
寸洪心火上焦炎，肺脉洪时金不堪。
肝火胃虚关内察，肾虚阴火尺中看。

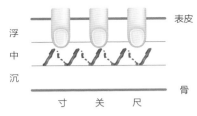

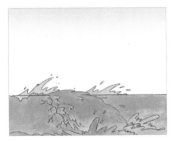

状如洪水

脉象示意图

脉所在位置

洪脉的脉位表浅，脉搏粗大有力，用轻指力按压即可取得脉象，用力重按反而力量稍减，气势衰退。

脉象是什么

洪脉的脉象摸起来是什么感觉呢？主要有两句形容的歌诀，具体解释如下：

"脉来洪盛去还衰"：洪脉在手指下的感觉是非常粗大的。搏动的时候气势显得洪大而且充实，去的时候则是慢慢减弱的，要经过很长一段时间才会消失，所以被称作"去衰"。"洪脉来时拍拍然，去衰来盛似波澜"，也就是说洪脉波幅很大，就像河水拍到河岸上那种感觉，一波儿接着一波儿。只要轻轻一搭脉便能感觉到，那种上下起伏的波浪感非常明显。

"满指滔滔应夏时"：触到洪脉时，给人一种非常盛大的感觉，犹如万物生长，非常繁茂丰盛，在季节上和夏天是相应的。

代表什么病

"脉洪阳盛血应虚"：出现洪脉，一般是阳热过于亢盛，阴血亏虚的病变反应。阴血不足所以出现阳亢的现象，在脉象上便是洪脉。

"相火炎炎热病居"：当人体火气特别旺，特别是心火旺时最容易出现洪脉，它的出现一般都提示身体的火气特别旺盛。

"胀满胃翻须早治"：如果胃热非常严重，感觉整个腹部胀满甚至出现反胃、呕吐的现象，并且脉象洪，则需要赶紧治疗，及时清胃火、除胃热，否则会给身体造成极大伤害。

"阴虚泄痢可愁如"：如果出现泄泻或下痢的现象但脉象是洪脉，提示身体阴津受到严重损伤、阳热过于亢奋，这是一种虚证。出现这种情况最关键的是要滋阴，补足津液，津液足火也就自然灭了。

寸关尺分别主什么

"寸洪心火上焦炎，肺脉洪时金不堪"：如果在寸部切到洪脉，要分两种情况：如果在左寸出现洪脉，一般代表心火上炎，会出现咽喉干痛、口舌生疮，以及小便黄赤的症状；如果在右寸出现洪脉，代表肺火非常严重，会出现咳嗽气喘，舌苔黄腻，胸中闷痛，大便干燥甚至咯血的症状。

"肝火胃虚关内察"：中指的位置叫作关，关的位置是左肝右脾，如果两边的关脉出现洪脉，则提示身体出现了肝阳上亢的症状，脾胃津液受到严重损伤。

"肾虚阴火尺中看"：两尺部位正是候肾阴和肾阳的部位，尺脉正常的人脉象是沉伏的，细而软，绵绵不绝，即沉脉，这也是肾气的特点。如果肾精亏损，使得阴火无法潜藏时，便会出现阴虚火旺的症状，此时应该补肾精，以降虚火。

脉象洪如何调理

如果在左寸切到洪脉，可用中药导赤散进行调理。

如果在右寸切到洪脉，可用中药泻白散进行调理。

如果在左关切到洪脉，用左金丸进行调理，以泻肝火。

如果在右关切到洪脉，可用白虎加参汤进行调理。

尺洪，常是阴虚火旺的表现，出现骨蒸盗汗、口干面红、虚烦失眠、腰背酸痛等症状时，宜用知柏地黄丸进行调理。

如果在冬天出现洪脉，是冬不敛藏，虚阳外浮的现象，应该用升阳散火汤进行调理。

（三）短脉——两头短缩如龟

体状诗

两头缩缩名为短，涩短迟迟细且难。
短涩而浮秋喜见，三春为贼有邪干。

主病诗

短脉惟于尺寸寻，短而滑数酒伤神。
浮为血涩沉为痞，寸主头疼尺腹疼。

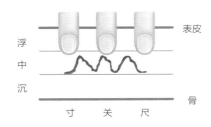

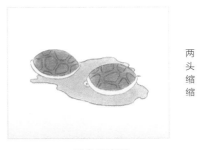

两头缩缩

脉象示意图

脉所在位置

短脉主要是脉搏形体较正常为短，其位置与正常脉相同，有时会根据病情不同而略微有差异，因此取脉时需要认真寻按。

脉象是什么

"两头缩缩名为短"：短脉一般出现在寸部和尺部两个部位，脉管搏动范围短小，不满三部，关部明显，寸部和尺部则非常低沉，短脉给人一种得不到满足而且短缩的感觉，短脉要么短缩于寸部，要么短缩于尺部。

"涩短迟迟细且难"：短脉很容易和涩脉混淆，其实二者是有一定区别的，涩脉虽然也比较短，但脉形更加细弱，脉搏跳动非常缓慢而且艰难，给人一种艰涩的感觉，短脉则不会给人这种感觉。

代表什么病

"短涩而浮秋喜见"：脉象短涩而浮，在秋天出现很正常。肺主气，短脉主气病，脉短涩且沉代表气虚，常伴有短气、形寒、肺虚汗多、失血气虚等症状。因肺气虚损，气血不足，无法充养血脉，使得脉道涩滞，血行迟缓，因此出现脉动无力，隐现缩短的现象。

"三春为贼有邪干"：如果春天出现短涩而浮的脉象，说明湿邪入体。

寸关尺分别主什么

"寸短头疼尺短腹疼"：如果寸脉出现短脉现象，提示身体上部阳气不足而且会出现头痛的症状；如果尺脉出现短脉，提示身体下部阳气不足，而且会出现腹痛的症状。左寸脉短，一般是因为心气不足、无法鼓动脉搏导致的，常伴有心悸不安、气短以及失眠的症状；右寸脉短，一般是因为肺气虚损，肺的宣降功能失调导致的，容易出现气短、咳喘、浑身无力以及自汗的症状。

关部脉短：左关脉短，一般是由于常年肝气郁结导致气机不畅，会出现胁肋胀痛、喜欢叹气的症状；右关脉短，一般是由于脾胃虚弱、气滞、胃功能减退导致的，会出现食欲差、嗳气呕逆的症状。

尺部脉短：左尺脉短，一般是由于寒气郁滞导致的，常会出现小腹疼痛的症状；右尺脉短，则是由于命门火衰导致的，常会出现阳痿、滑精、早泄的症状。

脉象短如何调理

脉象短是一种"气"病，出现短脉的原因主要有两个方面：一为气虚，气太虚则无法推动血流；二为脉道涩滞，主要是痰饮或者积食产生的邪气，使得气道阻塞，血行不畅，从而出现短脉。所以，短脉的调理应当结合具体情况，如果是气虚造成的，要注意补气；如果是脉道涩滞，要除痰湿或者消积食，祛除身体邪气，从而使气道畅通。

（四）长脉——如循长竿

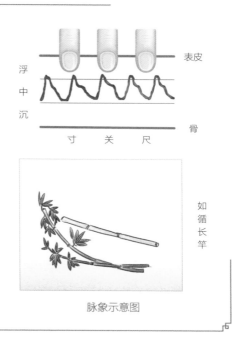

体状诗

过于本位脉名长，弦则非然但满张。
弦脉与长争较远，良工尺度自能量。

主病诗

长脉迢迢大小匀，反常为病似牵绳。
若非阳毒癫痫病，即是阳明热势深。

浮　中　沉　　表皮

寸　关　尺　　骨

如循长竿

脉象示意图

脉所在位置

长脉主要是脉搏形体较正常为长，其位置与正常脉相同，不过有时会根据病情不同而略微有些差异，因此取脉时需要认真寻按。

脉象是什么

长脉的脉象摸起来是什么感觉呢？主要有两句形容的歌诀，具体解释如下：

"过于本位脉名长"：脉长指的是脉动应指的长度，长脉的出现，往往是超越了寸、尺的部位。其脉体长直，超过本位，首尾端直，直上直下，像一根长杆。

"弦则非然但满张"：长脉和弦脉比起来，不像弦脉那样充分紧张，长脉长而不急，脉体长，脉来大小均匀，柔和条达，弦脉除了长以外，指下会像琴弦一样，有一种紧张之感。

代表什么病

"长脉迢迢大小匀，反常为病似牵绳"：正常长脉大小均匀，柔和条达。如果一反常态，脉来像牵引绳索一样给人一种紧张的感觉，则提示身体出现了疾病。

"若非阳毒癫痫病，即是阳明热势深"：如果长脉长且不够柔和，反而出现硬满的现象，这种脉象一般提示身体肝火过于旺盛，体内痰浊过多，或者属于"癫狂痫"等。又或者是血热阳毒，风痰癫痫，以及阳明（胃或者大肠）里热炽盛等病，都可见到这种长脉。也就是说长脉长而硬满，代表体内火太过，过于亢盛，身体邪气过重。

寸关尺分别主什么

如果左寸切到长脉，一般是由于心火过旺，阴液严重受损导致的，常会出现心烦、失眠多梦的症状；右寸切到长脉，多是由于肺气壅滞，宣泄功能异常导致的，常会出现胸闷气逆、咳喘上气的症状。

左关切到长脉，一般是由于肝气横逆，胃失和降导致的，常常会出现胸胁胀闷、刺痛、呃逆、喜欢叹气的症状；右关切到长脉，一般是由于胃失和降导致的，常常会出现胃脘胀痛、呕恶、呃逆的症状。

左尺切到长脉，一般是由于身体下焦过于寒凉，上逆冲脉导致的，常会出现小腹冷以及胀痛的症状；右尺切到长脉，一般表示肾气充足，根脉盛旺，这是一种正常现象，表示身体很健康。

脉象长如何调理

长脉应肝属木，长而和缓，是春生之气，如果长脉像牵引的绳索一样给人一种硬满之感，则属病态，代表身体有邪气，需要根据长脉出现的具体位置来对症处理。如果是心肝火旺，需要祛火降燥；如果是肺气不通，需要疏通肺气；如果身体上热下寒，则要注意引火归元。总之，长脉的调理需要根据具体情况，不能一概而论。

第七节 脉力异常类——脉搏跳动的力度

（一）实脉——搏动有力如谷满仓

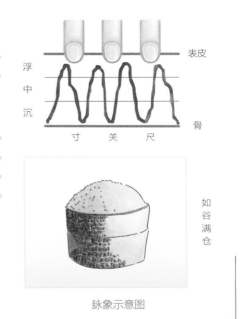

体状诗

浮沉皆得大而长，应指无虚愊愊强。
热蕴三焦成壮火，通肠发汗始安康。

主病诗

实脉为阳火郁成，发狂谵语吐频频。
或为阳毒或伤食，大便不通或气疼。
寸实应知面热风，咽疼舌强气填胸。
实关脾热中宫满，尺实腰肠痛不通。

浮
中
沉

表皮

骨

寸 关 尺

如谷满仓

脉象示意图

脉所在位置

实脉无论在浮或沉部都可以出现，脉来大而且长，略带弦象。手指无论是轻轻用力，还是稍微用力，或者重力按压，其应指能力都很强。

脉象是什么

"浮沉皆得大而长"：实脉的形状，无论在浮部轻取，或是重按到沉部，都有大且长的状态，脉管内的血液充实度增强，呈紧张状态。

"应指无虚愊愊强"：实脉感觉起来，无论指头按到什么部位，都是非常坚实、极为强劲的，让人感觉到非常有力量。

代表什么病

"实脉为阳火郁成"：实脉的出现其实是由于身体阳热邪盛无法散发出去，郁积在体内，从而让身体产生病变反应。

"发狂谵语吐频频，或为阳毒或伤食"：阳热邪盛，郁积不散，就会出现发狂、谵语、经常呕吐的症状，这是因为身体邪热作祟导致的。出现这种状况，一般有两方面的原因：一是瘀热在里，没有散发出来，导致面红耳赤、发狂等；二是由于体内积食太多、宿食未消、脾胃虚弱导致消化不良，腹部胀满。

"大便不通或气疼"：由于身体邪热太过，有时会出现便秘的症状，或者身体某些部位出现胀气导致气痛现象。

寸关尺分别主什么

"寸实应知面热风，咽疼舌强气填胸"：如果在寸部切到实脉，一般是身体上焦邪热太过，常常会出现面红耳赤、头部发热的症状，或者出现咽喉疼痛、舌根强直、胸部满闷的症状。具体来说，左寸出现实脉，一般是因为心经邪热太过，导致出现口舌生疮、心情烦躁、咽喉疼痛，甚至嬉笑不休、发狂怒骂的症状；右寸出现实脉，一般是肺经邪热太过，常会出现咳喘气逆、痰黄、胸痛、喉咙干痛、口渴的症状。

"实关脾热中宫满"：如果在左关切到实脉，一般是肝气郁结所致，肝喜畅通，肝气郁结便会出现腹胁胀痛、面红目赤、口中发苦甚至呃逆的症状；如果在右关切到实脉，一般是由于脾胃运化功能失调，导致中焦不通，常会出现腹胀、反胃以及呃逆的症状。

"尺实腰肠痛不通"：诊脉的两尺部位正是诊察肾阴和肾阳的地方。正常尺脉是沉伏的，细而软，绵绵不绝。如果尺部出现实脉，一般是因为下焦邪热太过，常会出现腰腹疼痛以及便秘等症状。具体来说，左尺部出现实脉，是由于膀胱邪热太过，导致小便短赤，甚至小便时会有灼痛感，严重者还会出现尿急症状；右尺部出现实脉，是由于下焦邪热太过，导致大便干结、便秘、腹部胀痛等症状。

实脉如何调理

实脉主要是由于身体邪热太过，调理的主要思路是祛邪热，当然调理要根据实脉出现的具体位置来进行。如热邪在表，可用辛凉发散以解热；热邪在里，可用苦寒泻下以清热，邪去正安，才能恢复健康。也可以用大承气汤祛除实热。平时生活中要注意规律作息，饮食宜清淡，少食辛辣温燥之品，少饮酒。还应当坚持锻炼，让身体出汗，通过排汗的方式来祛除实热。

（二）虚脉——虚如谷壳

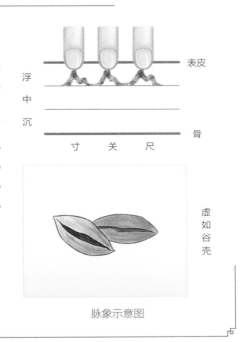

体状相关诗

举之迟大按之松，脉状无涯类谷空。
莫把芤虚为一例，芤来浮大似慈葱。

主病诗

脉虚身热为伤暑，自汗怔忡惊悸多。
发热阴虚须早治，养营益气莫蹉跎。
血不荣心寸口虚，关中腹胀食难舒。
骨蒸痿痹伤精血，却在神门两部居。

表皮
浮中沉
骨
寸 关 尺

虚如谷壳

脉象示意图

脉所在位置

虚脉脉位表浅，即在浮部，需要用轻指力按在皮肤上，应指无力，需要细细感受才能取得脉象。

脉象是什么

虚脉的脉象摸起来是什么感觉呢？主要有两句形容的歌诀，具体解释如下：

"举之迟大按之松，脉状无涯类谷空"：虚脉浮大，按起来软软的，给人一种迟缓的感觉，如果稍稍用力往下按，会感觉脉管空空，像没有力气一样，手指下会有一种隐隐蠕动又豁然空虚之感，感觉脉管空空的。

"莫把芤虚为一例，芤来浮大似慈葱"：虚脉和芤脉比较类似，都会出现浮大的现象，不过这两种脉象还是不同的。虚脉，按的力度越大脉越显软弱无力，芤脉却在浮大之中，又像慈葱那样边实中空。

代表什么病

"脉虚身热为伤暑，自汗怔忡惊悸多"：形成虚脉的原因比较多，比如暑热伤津会形成虚脉，这种情况通常身体感觉非常热，大热使津液严重受损，因而口非常渴、喜冷饮，伴头痛。由于身体津液严重亏损，造成阴虚火旺，出现自汗现象，汗为心之液，身体出汗过多，加上津液不足，血虚，从而出现心慌，很容易受到惊吓。

"发热阴虚须早治，养营益气莫蹉跎"：虚脉出现的根本原因是身体正气不足，严重亏损导致的。比如身体卫气不固就会出现自汗现象；心气虚且血少就会出现怔忡；心神虚怯则会导致惊悸，虽然症状不同，其根本原因都是因为正气不足，这种情况下一般都会出现虚脉。虚脉代表正气不足，脏腑虚弱，必须及早调理，不过造成虚脉的原因不同，调理的方法也是不同的。暑热伤津要注意益气，清暑热；阴虚内热则要注意滋阴，阴液充足邪热自退，水足火自灭。总体来说，血虚就要补血，气虚就要益气，按照这个方向进行调理，一般就不会出现问题。

寸关尺分别主什么

"血不荣心寸口虚"：寸口切到虚脉是血虚之症。心在上焦，血虚便会出现血不养心的现象，寸口便会出现虚脉。具体情况为：左寸脉虚，一般是由于身体元气亏损，气血不足，血不养心所致，常常会出现心悸不安、失眠头晕的症状；右寸脉虚，一般是由于肺气亏虚，卫气不固导致的，常常会出现自汗懒言、气短以及咳逆的现象。

"关中腹胀食难舒"：中指位置叫关，关是左肝右脾，左关脉虚，是由于肝血不足，导致筋失濡养，出现全身疲累、困倦无力的症状；右关脉虚，是因为脾气虚弱，纳运失常，导致食欲差、容易腹胀，以及全身感觉倦怠无力的症状。

"骨蒸痿痹伤精血，却在神门两部居"：尺脉正常人是沉伏的，细而软，绵绵不绝，即沉脉。若精血亏损，身体出现骨蒸潮热以及痿痹等症状，便会在尺部切到虚脉。左尺脉虚，是因为肾精亏损，封藏失职，常常会出现腰膝酸软、滑精早泄的现象；右尺脉虚，是因为命门火衰，下焦虚弱，常常会出现形寒肢冷、阳痿不举、遗精早泄的现象。

虚脉如何调理

虚脉的形成主要是因为气虚或者血虚，因此具体调理也要根据实际情况。暑热伤津导致的气虚可以用人参白虎汤或者生脉饮益气养阴；贫血日久，脉来虚软无力或虚大无力，手脚冰凉，唇淡面白者，应该重用人参、熟地、白术、鹿胶、首乌、枸杞子、牛骨髓等补气养血，促进造血功能恢复，加速红细胞、血红蛋白的增长；脉虚并且常常感到浑身倦怠无力的人，要多用益气升阳之品大补气血，使身体恢复到健康状态。

（三）弱脉——细小沉软

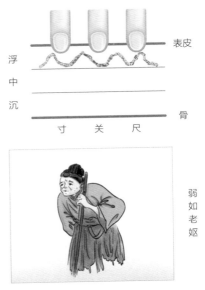

体状诗

弱来无力按之柔，柔细而沉不见浮。
阳陷入阴精血弱，白头犹可少年愁。

主病诗

弱脉阴虚阳气衰，恶寒发热骨筋痿。
多惊多汗精神减，益气调营急早医。
寸弱阳虚病可知，关为胃弱与脾衰。
欲求阳陷阴虚病，须把神门两部推。

浮
中
沉

表皮

骨

寸　关　尺

弱如老妪

脉象示意图

脉所在位置

脉象弱的特征表现为沉细无力而软，脉搏显现的部位比较沉、脉形细、脉势软。脉管又细又小，使得血液无法充盈，要在皮肉之下靠近筋骨处才能感受到脉搏跳动，切脉时感到脉细而无力。由于脉气微弱，不能外鼓，因此脉位深沉。

脉象是什么

"弱来无力按之柔，柔细而沉不见浮"：弱脉沉细而且非常软弱，若只是轻按是无法触碰到的，一定要用很大力气重按才会触达，换句话说，只是浮部轻取是无法触及的。

代表什么病

"阳陷入阴精血弱，白头犹可少年愁"：脉搏如此柔弱，其根本原因是由于身体阳气极度衰弱，精血虚少，气血不足。弱脉是气血两虚的脉象，一般老年人中比较常见，如果出现在年轻人身上，则是极不正常的。年轻人气盛，血气方刚，理应气血充足，出现弱脉代表身体非常虚弱，需要立即调养。

"弱脉阴虚阳气衰，恶寒发热骨筋痿"：弱脉的出现，是因为身体阴精虚损，阳气衰微，从而导致整个身体非常虚弱。由于身体的营气、卫气都严重不足，因此很容易受到外邪侵袭，常常出现恶寒发热的症状。然而，即便是出现了恶寒发热现象，脉象却是弱脉，这代表身体阳气已经非常微弱，阳气严重不足，阴精受损，如果没有及时调理，久而久之，身体便会出现很多问题。例如最为常见的精气不足，无法滋养骨髓，导致足痿软不能起立行动，不能滋养筋膜，便病筋痿，出现筋急挛缩现象。

"多惊多汗精神减，益气调营急早医"：营气不足，严重贫血，导致心神失养，容易出现惊悸之症；卫气不足，无法充肤固表，便容易出现自汗现象；脾胃虚弱，中焦虚损，中气不足，便会出现无精打采、精神匮乏的现象。出现这些现象的同时脉象兼弱者，要及时补益阳气、调养营血，因为脉象弱一般都是阳气虚衰以及气血两虚之证，所以要补阳气、补气血。

寸关尺分别主什么

"寸弱阳虚病可知"：如果在寸部切到弱脉，一般代表心肺的阳气已经非常虚弱。左寸脉弱，是由于心阳虚乏导致的，常常会出现心悸、乏力、气短、自汗以及形寒肢冷的症状；右寸脉弱，是由于肺气不足导致的，常常会出现咳喘无力、气虚懒言、畏寒自汗的症状。

"关为胃弱与脾衰"：中指位置叫关，关是左肝右脾，关部出现弱脉，提示肝血不足或者脾胃虚弱。左关脉弱，一般是肝血不足导致的，肝主筋，筋失濡养，便会出现肢麻痿软、筋急挛缩的症状；右关脉弱，是脾胃虚弱导致的，常常会出现食欲不振、消化不良、腹胀的现象。

"欲求阳陷阴虚病，须把神门两部推"：诊脉的两尺部位正是侯肾阴和肾阳的地方，下焦阳气不足或者阴精亏损，一般两尺部会出现弱脉。左尺脉弱，是由于肾气不足，膀胱不固，常出现腰背酸软、耳鸣、尿频的现象；右尺脉弱，是因为肾阳虚衰，常出现阳痿、滑精、精冷、早泄的现象。

弱脉如何调理

脉象弱是因为阴血亏虚，阳气衰微导致的，应视自身情况在医生指导下进行调理。身体精血不足，则可以用紫河车、鹿角、龟板、枸杞子、肉苁蓉、巴戟天、锁阳、山萸肉、菟丝子、熟地等填精补血，如果是阳气不足，则要多吃些振奋阳气、补充气血的食物，像红枣、当归、桂圆等。另外，平时还要注意作息规律，经常锻炼身体，运动养阳。

（四）微脉——微弱欲绝

体状相类诗

微脉轻微瀺瀺乎，按之欲绝有如无。
微为阳弱细阴弱，细比于微略较粗。

主病诗

气血微兮脉亦微，恶寒发热汗淋漓。
男为劳极诸虚候，女作崩中带下医。
寸微气促或心惊，关脉微时胀满形。
尺部见之精血弱，恶寒消瘅痛呻吟。

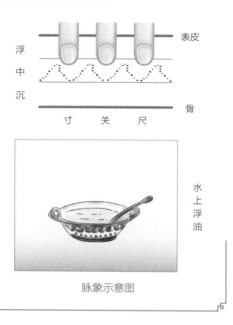

脉象示意图

脉所在位置

微脉的脉幅细小，既极细又极软，手指几乎感应不到脉象，稍微加重力量，也仅在中部若有若无，感应模糊不清，需用比较重的力量才会有时而清晰的感应。

脉象是什么

微脉的脉象摸起来是什么感觉呢？有两句歌诀形容，具体解释如下：

"微脉轻微瀺瀺乎，按之欲绝有如无"：微脉的搏动，非常轻软而且整个搏动是无力的，既细又软，稍微用力按一下，便感觉像快要断的细丝一样，这个时候感觉微脉的搏动是隐隐约约的，似有似无的。

"微为阳弱细阴弱，细比于微略较粗"：辨识微脉，首先应当将微脉和细脉区分开来。微脉在指下感觉似有似无，模模糊糊，难以辨认；细脉和微脉比起来会稍微大一点，比微脉明显多了。微脉形成的原因是阳气衰竭；细脉形成的原因是营血虚少。

代表什么病

"气血微兮脉亦微，恶寒发热汗淋漓"：气血两亏，身体气血严重不足，特别是阳气非常衰弱的，一般都会出现微脉脉象。身体阳气虚衰，卫气不固，便会出现恶寒、发热、汗多等虚证。

"男为劳极诸虚候，女作崩中带下医"：一般男子只要出现"五劳""六极"诸虚百损之症，或者妇女出现崩漏带下等疾病，都会导致身体气血两虚，从而出现微脉的脉象。

五劳：中医学名词。指久视、久卧、久坐、久立、久行五种过劳致病因素。

六极：即气极、血极、筋极、骨极、肌极、精极，都是虚劳重症。

寸关尺分别主什么

"寸微气促或心惊"：在寸部切到微脉，提示肺气不足容易喘促，心阳不足容易出现惊悸等症状。具体来说，左寸脉微，是心经气血不足，常常会出现惊悸、怔忡、失眠、健忘的症状；右寸脉微，是肺气不足，常常会出现咳嗽气短、痰稀色白、倦怠畏寒的症状。

"关脉微时胀满形"：关部出现微脉代表脾胃虚损，不能运化，导致腹部胀满。具体来说，左关脉微，是因为肝阴不足，气血严重亏损，常常会出现胸闷气短的症状；右关脉微，是因为脾胃虚寒，常常会出现腹胀、消化不良、身体没有力气的现象。

"尺部见之精血弱，恶寒消瘅痛呻吟"：尺部是肾阴和肾阳的位置所在，如果尺部出现微脉，代表肾中元阳亏损并且非常怕冷，容易腹痛，精血严重亏虚，很容易口渴，无论喝多少水都会觉得渴。具体来说，左尺脉微，是因为肾经亏损，冲任不足，会出现遗精、腰膝酸软、后背发冷，无力等症状，女性则会出现崩漏的现象；右尺脉微，是因为命门火衰，元阳不足，常常会出现小腹发凉、便溏的症状。

微脉如何调理

微脉是由于身体气血衰微，气衰则无力运血，血微则无以充实脉道，因此脉道变细，营血不足，脉势软弱无力。所以，微脉的调理在于补气益血，给身体补足阳气。可使用中药黄芪、白术等，益气归原；使用附片、干姜等，回阳返本；

也可多吃些补血益气的食物，像党参、红枣、桂圆、鸡肉等，以补为主。另外，要养成规律的作息习惯，不可熬夜，适度运动，以养阳气。

第八节　脉律异常类——脉搏节律的整齐度

（一）代脉——有规律暂停

体状诗

动而中止不能还，复动因而作代看。
病者得之犹可疗，平人却与寿相关。

主病诗

代脉元因脏气衰，腹疼泄痢下元亏。
或为吐泻中宫病，女子怀胎三月兮。

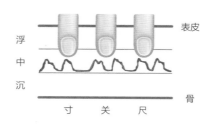

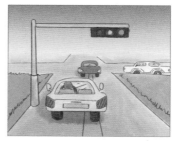

脉象示意图

脉所在位置

代脉大多数时候脉力、脉体与正常脉同，脉的位置也与正常脉一样，有时会根据病情不同而略微有些差异，因此取脉时需要认真寻按。

脉象是什么

代脉的脉象摸起来是什么感觉呢？有两句歌诀形容，具体解释如下：

"动而中止不能还，复动因而作代看"：凡脉搏动到一定至数然后歇止一次，歇止后，仍然又照旧搏动，这就叫作代脉。代脉的歇止有两个特点：第一，前后歇止的距离是均匀并且有定数的，非常规则；第二，歇止时间相对较长。

"病者得之犹可疗，平人却与寿相关"：代脉的出现是因为气血亏损、元阳不足导致的，如果是久病之人出现代脉，这是正常现象，只需根据代脉出现的位置进行治疗便可。但若是身体健康的人出现代脉，则要引起警惕。

代表什么病

"代脉元因脏气衰"：代脉出现是因为身体元气大衰，元阳不足，气血严重亏虚导致的。

"腹疼泄痢下元亏"：代脉的出现提示身体下焦亏损，会出现腹痛、泄痢等症状。

"或为吐泻中宫病"：代脉出现也常常伴随着身体中焦阳气不足，从而出现脾胃虚弱、呕吐泄泻等疾病。

"女子怀胎三月兮"：有些女性身体素质比较弱，怀孕3个月以后也可能会出现代脉，这其实是元气不足的征兆。

寸关尺分别主什么

左寸出现代脉，是因为心阳不足，常常会出现心悸、胸闷、气短的现象；右寸出现代脉，是因为肺气不足，胸阳痹阻，常常会出现胸痹气短、心悸、自汗的症状。

左关出现代脉，是由于肝脏功能障碍导致的，会出现两肋胀痛、气郁不舒等现象；右关出现代脉，是由于脾胃功能虚弱导致的，常常会出现腹胀、腹痛、消化不良、食欲不振等现象。

尺部是肾阴肾阳所在，左尺出现代脉，是由于肾弱阳虚导致的，常常会出现腰酸膝软、小腹胀痛、失眠、便秘等症状；右尺出现代脉，是由于大肠津少液亏导致的，常常会出现便秘等症状。

代脉如何调理

代脉出现的原因主要是脏气极度虚弱，气血亏虚，运行无力，因此调理重在补气，为身体补足阳气，平时可以多吃一些补气的药物以及补阳气的食物，养成规律的作息习惯，不熬夜，坚持适度运动。

（二）结脉——无规律暂停

体状诗

结脉缓而时一止，独阴偏盛欲亡阳。
浮为气滞沉为积，汗下分明在主张。

主病诗

结脉皆因气血凝，老痰结滞苦沉吟。
内生积聚外痈肿，疝瘕为殃病属阴。

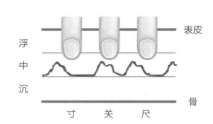

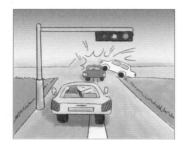

脉象示意图

脉所在位置

结脉在搏动中会不定时停止，但其脉力有时较正常为强，其位置也会较深；有时又忽强忽弱，其位置会随病情而略微有不同，因此取脉时需要认真寻按。

脉象是什么

"结脉缓而时一止，独阴偏盛欲亡阳"：结脉搏动非常缓慢，不时地会发生一次歇止，其脉象属于体内阴寒过重，邪气郁结于体内，身体阳气亏虚，正气极度衰弱的表现。"浮为气滞沉为积，汗下分明在主张"。如果脉象浮而且比较有力量，有时会出现结脉，这是由于经络寒邪过重，导致气机不通，此时应当以辛温之品发汗来散去身体表层的寒气；如果脉象沉而且有力，有时出现结脉，是因为体内阴寒太重，导致气机凝滞，此时应当使用辛通导滞的方法来散结开郁，结脉也就自然而然消失了。

代表什么病

结脉一般都是由于身体气血运行不通畅，受到阻滞导致的。比如老痰结滞，身体内各种积聚、痈肿、疝瘕等，都会阻碍气血运行，从而出现结脉。结脉属于阴寒之症，体内阴邪过重，对气机产生阻碍作用，气血阻滞，从而产生结脉。

寸关尺分别主什么

左寸结脉，是由于心阳不足，寒痰瘀阻导致的，常常会出现心悸、气短、胸闷疼痛等症状；右寸结脉，是由于肺气不足，体内痰湿过重，导致气机受阻，常常会出现咳喘胸闷、气逆痰鸣等症状。左关结脉，是因为肝气郁结，气滞血瘀导致的，常常会出现两肋刺痛、胸闷、喜欢叹气等症状；右关结脉，是因为脾虚，导致脾的运化功能失调，消化不良，常常会出现腹胀、腹痛、食欲不振等症状。尺是肾的位置所在，左尺结脉，是由于肾精亏损，筋骨失养所致，常常会出现腰膝酸软、下肢痿弱等症状；右尺结脉，是由于命门火衰，阴寒内积导致的，常常会出现阳痿、怕冷等症状。

结脉如何调理

结脉一方面是因为气、血、痰饮积滞不散，阻碍血行，导致心阳涩滞所致；另一方面是因为气血渐衰，精力不足，心阳不振，气亏血阻导致的。关于结脉的调理也要结合具体情况，如果身体元气衰弱，寒湿过重，阳气不足，中焦虚寒，主要以温中散寒健脾为主；如果是痰凝、食积导致血行不畅，主要以消痰积为主；气虚血涩，容易惊悸，用炙甘草汤通阳益阴，补气补血以复脉。另外，平时要注意调整生活习惯，适当运动，选择性用些中药进行调理。

（三）促脉——如马急行偶失蹄

体状诗

促脉数而时一止，此为阳极欲亡阴。
三焦郁火炎炎盛，进必无生退可生。

主病诗

促脉惟将火病医，其因有五细推之。
时时喘咳皆痰积，或发狂斑与毒疽。

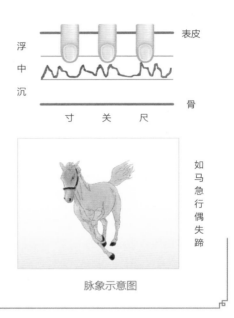

浮 中 沉　　表皮　骨

寸　关　尺

如马急行偶失蹄

脉象示意图

脉所在位置

促脉是其脉搏跳动次数较多，其脉力、脉体与正常无异，脉的位置也是与正常脉一样，有时会根据病情不同而略微有些差异，因此取脉时需要认真寻按。

脉象是什么

促脉搏动来去都比较快，和数脉有些相似，不过促脉和数脉不同，促脉随时都可能出现间歇，间歇次数的多少没有规律性，如同赶路的人突然不小心跌倒一样。

"促脉数而时一止，此为阳极欲亡阴。三焦郁火炎炎盛，进必无生退可生"：促脉的特征表现为脉来数而时或歇止，这是因为体内三焦郁火太过，导致邪热过盛伤阴，使得津液严重亏损，从而导致气血运行不畅，阻滞非常严重。

如果歇止次数慢慢增加，表明身体健康状况在不断恶化；如果歇止次数慢慢减少，表明病情已经在向好的方向发展。

代表什么病

"促脉惟将火病医，其因有五细推之"：促脉主要是因为三焦邪热太过，郁积体内导致身体火气太旺所致。所以，一旦出现促脉，便可判断身体的火气太过旺盛。一般来说，人体内的气、血、痰、饮、食都会出现郁积，所以，中医上有"五积停中"的说法，诊治时需要根据具体情况来分析到底属于哪一种郁积。

"时时喘咳皆痰积，或发狂斑与毒疽"：平时经常咳嗽，甚至出现喘逆、痰涎壅盛伴促脉者，多属于痰积所致，另外四种情况可以以此类推。身体邪热亢盛，诊治时也需要根据具体情况进行分辨。如果邪火在五脏，很容易出现神志失常伴促脉，这样的人容易出现发狂的症状；如果邪热进入血液中，使得营气逆滞从而产生促脉，这样的人容易出现发斑的症状；如果邪热进入肌肉，会导致血气郁腐从而产生促脉，这样的人身体容易长毒疮。

寸关尺分别主什么

左寸切到促脉是因为心火太旺，常常会出现心胸烦热、心悸、失眠等症状，严重者则会出现狂躁、嘻笑不休的症状；右寸切到促脉，是由于痰热阻肺，常常会出现咳喘、喉咙中听到痰鸣的声音。

左关切到促脉，是由于体内有瘀血，常常会出现胁肋刺痛、局部灼热的现象；右关切到促脉，是由于中焦停饮，常常会出现肠鸣、不思饮食、消化不良的症状。

左尺切到促脉，是由于相火过旺，使得精气外泄导致的，常常会出现滑精、腰酸、盗汗的症状；右尺切到促脉，一般是由于命门之火太过旺盛，导致肾阴受损，常常会出现滑精、腰膝酸软、头晕、耳鸣的症状。

促脉如何调理

促脉多见于阳热亢盛而兼有气滞、血瘀、停痰、食积及风湿性心脏病，冠心病等，调理要根据具体情况进行。如果恶寒发热伴腹泻，可以服用葛根黄芩黄连汤；如果由于治疗不当导致身体阳气受损，心阳不足，从而出现胸闷的症状，可以服用桂枝芍药汤；如果出现发热、气粗、大便干燥、便秘的现象，可以服用大承气汤；如果出现痰积阻滞，肺气无法宣降，出现咳喘、气逆等症状，可以用竹沥去痰，按摩天突、中庭、膻中等穴来消除痰积，脉促的现象也会消失。

第九节　脉管的紧张度——脉管的迟缓程度

（一）革脉——如按鼓皮

体状主病诗

革脉形如按鼓皮，芤弦相合脉寒虚。
女人半产并崩漏，男子营虚或梦遗。

浮
中
沉

表皮

骨

寸　关　尺

如按鼓皮

脉象示意图

脉所在位置

浮取即得：革脉脉位比较表浅，属于浮脉的一种，就是把手指轻轻搭在寸关尺部位，不需要怎么按压就可以摸到脉搏跳动。

脉象是什么

"革脉形如按鼓皮"：大家都知道鼓的结构多为圆桶形或扁圆形，中间空，两面绑上绷得紧紧的鼓皮，才方便演奏。革脉摸起来就像手摸到了鼓面上一样，刚摸上去有点硬硬的、紧紧的，用力按一下就能感受到里面是空空的。

"芤弦相合脉寒虚"："芤"在古书里的意思是指葱，就像摸一根葱管，摸上去是软的、无力的，用力按会觉得边缘比中间实；"弦"在这里指琴弦，切脉时感觉脉跳动的时候犹如一根琴弦，有一种竖方向的感觉。革脉摸起来就有这二种相结合起来的感觉，是虚寒脉的表现。

代表什么病

"女人半产并崩漏"：若出现这种脉象的是女子，大多会流产且伴有大量阴道异常出血，或者长期存在阴道异常出血的情况。

"男子营虚或梦遗"："营"在中医上是指行于血管中的血，营虚也就是血虚。男性如果出现革脉，会有面色、指甲苍白，伴头晕眼花、心慌、头发枯燥、皮肤干燥、睡眠多梦、梦中遗精等症状。

寸关尺分别主什么

"左寸革脉心虚痛"：要是在左手寸部触及革脉脉象，多会出现心脏部位隐隐作痛，时作时止。

"右寸脉革肺气壅"：在右手寸部也就是食指部位切到革脉，会出现走路气喘，平时觉得气不够用，需要经常深呼吸这种症状。

"左关见革疝瘕病"：在左手的关口部位也就是中指所在的部位切到革脉，会出现腹部包块伴有腹痛，小便色泽发白类似淘米水或石灰水的表现。

"右关见革土虚痛"：中医五行中属土的脏器是脾，在右手无名指所触及的地方切到革脉，会出现饭量减少，吃饱后感觉腹胀或腹痛，浑身没什么力气也不想讲话，体重也会有增加这些表现。

"左尺逢革主精空"：精是指营养我们身体的精微物质，在左手尺部无名指所在的部位切到革脉，那就意味着精微物质耗尽了。

"右尺革脉多丧命"：在右手无名指所在的地方切到革脉，就意味着患者病情非常严重，已经凶多吉少，难以挽救。

革脉如何调理

切到革脉其实是非常不妙的，革脉一般意味着病重，身体里的正气相当亏虚，应该及时用药治疗，比如蛤蚧党参膏等，也可以配合针灸治疗，效果会更好些。

（二）牢脉——坚牢不移如士兵站岗

体状相类诗

弦长实大脉牢坚，牢位常居沉伏间。
革脉芤弦自浮起，革虚牢实要详看。

主病诗

寒则牢坚里有余，腹心寒痛木乘脾。
疝癥癥瘕何愁也，失血阴虚却忌之。

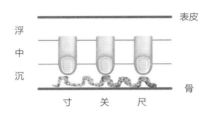

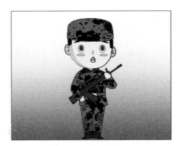

脉象示意图

脉所在位置

"牢位常居沉伏间"：牢脉的脉位是比较靠深处的，和正常脉象相比，把手指搭在手腕上稍稍用力就能感受到脉搏的跳动，这是正常脉位，牢脉则要更加用力往下按压，才能感受到脉搏跳动。

脉象是什么

"弦长实大脉牢坚"：牢脉形状比较长，"实"是指脉势，也就是形容脉跳动的势力，牢脉的跳动像一个在站岗的士兵，笔直坚定，不会随意移动。

代表什么病

"寒则牢坚里有余"：出现怕冷、面色发青、腹痛、疝气等沉塞里实病变者就会摸到牢脉，这时候身体与病邪斗争，体质较佳。

"腹心寒痛木乘脾"：腹部和心脏部位时不时就会隐隐作痛，痛感不太剧烈，会有一种胀胀酸酸的感觉，按压疼痛部位会觉得舒服一点，热敷一下也会觉得有所缓解。"木"在这里指肝，"乘"是指以强凌弱，肝会攻击到脾。

"疝癥瘕痃何愁也"：如果患有疝气，就是腹部有凸起的肿块，有的是可以移动的，有的是不可以移动的，有这种病症的患者切到牢脉是正常的，不必过于担心。

"失血阴虚却忌之"：如果腹部有突起肿块还伴有大出血、便血、面色苍白、血压下降等失血症状及两颧潮红、手心脚心发热、口干、盗汗等阴虚症状的患者切到牢脉，这是病情非常危重的表现。

寸关尺分别主什么

"左寸牢脉腹凉病"：在左手寸部也就是食指的地方切到了牢脉，说明腹部受凉了，会有腹部皮肤冰凉、腹痛这些表现。

"右寸脉牢心病定"：右手的寸部也就是食指切脉的地方切到了牢脉，可以判定是心脏部位有问题。

"关部见牢疳积病"：中指切到牢脉，多是因为儿童喂养方式不正确，或者受其他疾病影响出现了体重减轻、食欲不佳、精神比较低沉或者烦躁等症状。

"关主阴寒脾之病"：关口也就是中指切脉的地方摸到牢脉，表示有寒在脾，会有肚子隐隐作痛的感觉，天冷或吃凉的东西疼痛加剧，大便会偏稀等表现。

"左尺若现牢脉行，必是奔豚做环症"：左手尺部也就是无名指切脉的地方出现牢脉，一定是"奔豚症"，豚就是小猪的意思，这个病就像有个小猪在体内乱跑乱撞，发作的时候自觉有气从少腹上冲胸咽。

"右尺牢脉阴虚弱"：右手尺部也就是无名指切脉的地方摸到牢脉，表示阴虚，会有颧骨潮红，烦躁汗多，手心和脚心感觉很热，喜欢喝凉水这些表现。

牢脉如何调理

牢脉大部分都是寒气在身体里瘀滞所致，平时要注意饮食清淡，少吃辛辣食物，多吃温补菜，喝点炖汤，平时可以用黄芪泡水补气，平时也不可以太操劳，要注意休息，少熬夜。

（三）弦脉——如按琴弦

体状相类诗

弦脉迢迢端直长，肝经木旺土应伤。
怒气满胸常欲叫，翳蒙瞳子泪淋浪。

主病诗

弦应东方肝胆经，饮痰寒热疟缠身。
浮沉迟数须分别，大小单双有重轻。
寸弦头痛膈多痰，寒热癥瘕察左关。
关右胃寒心腹痛，尺中阴疝脚拘挛。

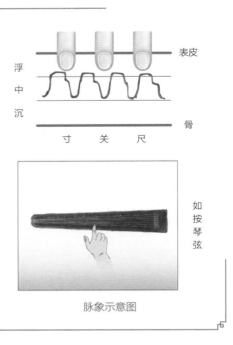

脉象示意图

弦脉的位置

弦脉对脉位、至数没有特定要求。脉位可浮可沉，至数可快可慢。

脉象是什么

弦脉摸起来的感觉是什么样的呢？有一句歌诀来说明：

"弦脉迢迢端直长"：弦脉的特点是端直且长，摸起来就像摸一根琴弦一样，因琴弦是又长又笔直，还有弹性，所以有一点上下弹手的感觉。

代表什么病

"肝经木旺土应伤"：一般来说，弦脉是肝经疏泄异常，有瘀滞，所以说肝经木旺土应伤。在五行相生相克中，木克土，如果肝木太旺就会伤到脾土。

"翳蒙瞳子泪淋浪"：肝开窍于目，所以经常容易生气伤肝的人，眼睛大多会有问题，现在眼睛不好的人很多，多数是有肝郁这个原因的。经常生气容易肝郁化火，上炎于目，容易生翳。"翳"在现代医学上指白内障等眼疾，"翳蒙瞳子"就是说白内障遮挡住了眼睛，人就看不见了；"泪淋浪"意思是容易流眼泪。

"怒气满胸常欲叫"：这句的意思是有胸部胀满，怒气冲胸的感觉，令人感觉非常烦躁甚至想大喊大叫。

"弦应东方肝胆经"：中医上讲究五行对应，弦脉对应着肝胆经，所以肝胆有病变多数会表现出弦脉的脉象。

"饮痰寒热虐缠身"：人体里的水湿由脾来运化，体内痰湿过多多是由于脾气虚弱，气机不畅无力运化水液，导致体内痰湿过多；"寒热"是指寒热往来，就是觉得身体忽冷忽热，"虐"在这里指疟疾。

"大小单双有重轻"：弦脉摸起来感觉比较宽大，手指用力按下去有力，证明病情还不算严重；脉摸起来细细小小的，按下去觉得跳动得没有力气，这种脉象就表示病情比较严重了。"单双"在这里的意思是左或右一侧的脉象是弦脉还是左右两侧的脉象都是弦脉。

"浮沉迟数须分别"：弦脉是一种兼夹脉，会有和浮、沉、迟、数脉这些脉象摸起来相似的感觉，要注意弦脉和这些脉象的区分。

寸关尺分别主什么

"寸弦头痛膈多痰"：在寸部，即食指摸到的地方切到了弦脉，是表示有肝气上逆的现象，会出现头痛这些症状，也会有痰多的症状。

"寒热癥瘕察左关"：左关，也就是在患者左手的关部，用中指摸到的地方切到了弦脉，是表现肝胆的情况。"癥瘕"就是身体里面长的包块，这是气血、痰邪凝结在一起形成的；"寒热"是指自我感觉身体忽冷忽热，当左关切到弦脉的时候会有这些症状。

"关右胃寒心腹痛"：右关代表的是脾胃，在患者右手的关部，也就是中指摸到的地方切到了弦脉，会常见胃寒、腹痛等症状。

"尺中阴疝脚拘挛"：在尺部出现弦脉会有阴疝、拘挛的症状。"阴疝"是指睾丸疝气病，就是睾丸收缩进入腹中引起的疼痛。"拘挛"的意思是筋骨收缩，四肢伸缩不利。

弦脉如何调理

弦脉的出现，很多时候都是以肝气不舒引起的肝胆问题为主，平时要注意保持心情舒畅，少生气，少熬夜。还有一方面是脾胃虚弱引起的，平时要按时吃饭，不要贪食多吃或减肥不吃饭，用药方面可以选用逍遥丸、补中益气汤或四君子汤等。

（四）紧脉——如按转索

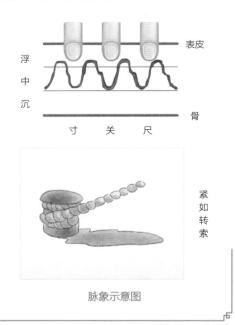

体状诗

举如转索切如绳，脉象因之得紧名。
总是寒邪来作寇，内为腹痛外身疼。

主病诗

紧为诸痛主于寒，喘咳风痫吐冷痰。
浮紧表寒须发越，紧沉温散自然安。
寸紧人迎气口分，当关心腹痛沉沉。
尺中有紧为阴冷，定是奔豚与疝疼。

表皮

浮
中
沉

骨

寸　关　尺

紧如转索

脉象示意图

脉所在位置

紧脉属于复合因素的脉象，其位置在表浅部、深部都可以见到，且紧脉的脉位是不一定的。

脉象是什么

紧脉摸起来的感觉有什么不同呢？有一句歌诀说明：

"举如转索切如绳，脉象因之得紧名"：大家都见过以前井口的辘轳吧，用绳子绑着水桶的那根绳索就像是摸到紧脉的感觉，不管是轻轻搭上去按，还是用力往下按，都像绳索绞转一样很紧张的感觉。

代表什么病

"总是寒邪来作寇"：出现这种脉象，大多都是因为受到了寒邪侵袭，从而发生了一些病变。

"内为腹痛外身疼"：寒邪集聚在身体内部表现出来的是腹痛；寒邪聚集在身外，就表现为浑身上下都觉得疼痛。

"紧为诸痛主于寒"：寒邪发病表现出来的多是痛证，这时候切出来的脉象就是紧脉。

"喘咳风痫吐冷痰"：肺部受到寒邪侵袭，会有咳嗽气喘的表现；肝受到寒邪侵犯，会有癫痫，也就是老百姓常说的"羊癫风"；脾受到寒邪侵犯会咳嗽咳痰，咳的痰颜色为白色，质地不稠，没有腥臭味。

"浮紧表寒须发越"：脉象摸起来感觉轻轻搭上去就能感受到脉搏跳动，并且也有绷得紧紧的感觉，表示寒邪在表，这时候要用发散的温性药物祛除体表的寒邪，比如说麻黄、桂枝、防风、紫苏等。

"紧沉温散自然安"：脉象摸起来得用力往下按，才能感受到脉搏的跳动，并且也有绷得紧紧的感觉，表示寒邪在里。因为病位比较靠里，这时候要用热性的发散药才能把里寒发散出来，用药如肉桂、附子、干姜、苍术等。

寸关尺分别主什么

"寸紧人迎气口分"：寸是指寸部，即切脉时食指摸到的地方，人迎是指左手的寸部，气口指的是右手的寸部。寸口处出现紧脉，要分成左手和右手两种情况来看，寒邪在体表部位，会见到左寸脉紧；寒邪在内里部位，会见到右寸脉紧。

"当关心腹痛沉沉"：在两只手的关部，即切脉时中指所在的地方摸到了紧脉，会有心窝部及腹部感觉疼痛等症状出现。

"尺中有紧为阴冷，定是奔豚与疝疼"："阴冷"是指自觉外生殖器官处寒冷的病症。"奔豚"是指患者自己感觉肚脐下有股气向上窜动，冲向咽喉，胸部腹部感觉胀满疼痛的病症。"疝疼"就是指疝气引起的疼痛。在尺部，即无名指摸到了紧脉，就会有阴冷、奔豚、疝疼这些病症。

紧脉如何治疗

紧脉大部分是寒气导致的，寒邪影响的部位不同，治疗也有所不同。可以选择艾灸来驱散寒邪，以灸关元为主，神阙配合针刺足三里、气海；也可以多按摩心俞、膈俞、内关。紧脉主要还是要以散寒为主，平时少吃生冷食物，少喝冷饮。

（五）濡脉（附软脉）——如水浮绵

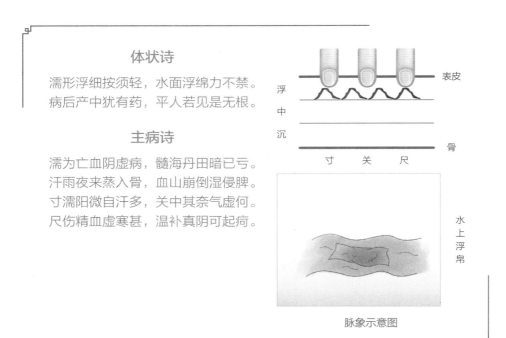

体状诗

濡形浮细按须轻，水面浮绵力不禁。
病后产中犹有药，平人若见是无根。

主病诗

濡为亡血阴虚病，髓海丹田暗已亏。
汗雨夜来蒸入骨，血山崩倒湿侵脾。
寸濡阳微自汗多，关中其奈气虚何。
尺伤精血虚寒甚，温补真阴可起疴。

浮 中 沉

寸 关 尺

表皮

骨

水上浮帛

脉象示意图

濡脉位置

"濡形浮细按须轻"：濡脉的形状是比较细的，宽度相对于别的脉来说是比较窄的，并且濡脉脉位比较浅，手指轻轻搭上去，仔细感受才可以触及脉搏跳动。

脉象是什么

濡脉摸起来是什么感觉呢？有一句歌诀可以说明：

"水面浮绵力不禁"：濡脉摸起来感觉就像把一团棉花放在水面上，棉花飘在水面不会沉下去，而且按起来是软软的，一用力就塌下去。濡脉也是这种感觉，稍微重点力量就不能胜任了。

代表什么病

"病后产中犹有药"：刚刚病后或术后、产后摸到濡脉，说明气血损伤还没有恢复正常，这时候还是比较容易用药治疗的。

"平人若见是无根"：轻取重按都能摸到脉，而且脉力平缓的，叫"有根"；轻取有，重按无，便叫"无根"。如果濡脉出现在平常人身上，尽管没有大病，也应该注意到这是"无根之脉"，表示脾肾都很虚弱，一定要及时治疗。

"濡为亡血阴虚病"：濡脉常见于极度血虚和阴虚，会有盗汗或两颧骨处潮红，烦躁不安，或者女性月经量大或异常出血等表现。

"髓海丹田暗已亏"："髓海"即脉，髓海空虚为阴精虚损病之一，主要会表现出头晕目眩、耳鸣、浑身觉得沉重困倦。"丹田"是指脐下三寸，男子精室、女子胞宫的精气都和丹田相通，丹田亏虚男子会表现出精亏，女子会表现出宫寒。

"汗雨夜来蒸入骨"："汗雨夜来"即阴虚盗汗，表现为感觉很心烦，睡觉的时候出汗很多，醒来以后出汗停止的症状。"蒸入骨"是指骨蒸潮热，中午过后或者晚上的时候感觉很热，手脚心发烫，心情烦躁，失眠多梦，容易口干，大便干。

"血山崩倒湿侵脾"："崩"就是女子月经期的大量出血，"漏"就是在非月经期仍有阴道出血。由崩漏和脾虚湿盛引起的泄泻，主要表现是自觉腹胀、食欲不振、大便稀似水状，有时候会有恶心呕吐的感觉。

寸关尺分别主什么

"寸濡阳微自汗多"：在寸部，即食指摸到的地方切到濡脉，表示阳气衰微，白天经常会出很多汗，运动后会出汗更多。

"关中其奈气虚何"：在关部，即中指所切到的地方出现濡脉，意味着脾胃气虚，中气不足。饭后感觉腹胀不适，恶心反胃，喜欢叹气，食欲不振，呃逆，排气比较多等。

"尺伤精血虚寒甚"：在尺部，即无名指切脉的地方出现濡脉，表示虚寒很严重，精血已伤，有小腹疼痛、腹泻、精神萎靡等表现。

濡脉如何调理

"温补真阴可起疴"：濡脉多是血虚、气血不足，可以通过饮食调理加以改善，多吃一些补气益血的食物，比如说红枣、桂圆，新鲜的蔬果等。另外，平时一定要注意多休息，不要过于劳累。

第十节　病脉转变是病情变化警示，这些变化该留意

脉骤停：脉骤停即脉象疾数之时，脉搏突然消失，持续几秒、十几秒至数分钟后，脉搏又逐渐显现。主要是因为机体之气不得疏通，提示正邪相搏的极期。也见于死证、暴脱及虚极。

脉出：是指原来脉搏跳动感不明显，随着病情变化，脉搏又变得明显起来。主要分为脉暴出和脉渐出两种情况。"脉暴出"是指原来感受不到脉搏搏动，4小时以内突然脉搏重新出现，而且是轻轻切脉就可以感受到明显的搏动；"脉渐出"是指原来摸不到脉，在经过12到24小时以上，沉取出现脉搏跳动感，逐渐趋于明显。脉暴出提示患者预后不良，常为死候；脉渐出提示邪气渐退，疾病向好的方向转变。

脉沉见起：脉沉就是要用力去按压才能感受到脉搏的跳动，经过治疗以后，稍微用力或者轻轻搭上去，就可以感受到脉搏跳动，即脉沉见起。提示病情向好的方向转变。

脉转大：指原来脉搏宽度不宽，在病情发展过程中脉的宽度转大。提示病情在进展。

脉转小：指原来脉搏宽度正常，在病情发展过程中脉搏变得细小。提示气血不足，伤气伤血。

脉转短：指在病情发展过程中，脉象变短，不足寸关尺三部。提示气郁血瘀逐渐加重，脏气不足。

脉转不静：指由原来正常的搏动转变为感觉脉在手指下面有种弹击手指的感觉，并且跳动得快或较快。提示病邪未除或血热妄行。

脉转不柔和：正常脉象是从容、软滑的感觉，而这种脉摸起来不柔软甚至较硬，一般预示着愈后不佳。

脉紧实转微：微是指脉极其微弱，似有似无。脉由原来像是摸到一根绷紧绞索的脉象转为似有似无的脉象，一般是因为气血极度亏虚。

弦转软：即由原来摸到一根琴弦一样紧绷绷的感觉，转为柔软松弛，一般预示着病情好转。

脉濡转紧：指由濡脉转变为紧脉，是一种由摸到"一件衣服在水中"的脉象，转为摸到一根绷紧绞索的脉象，表示病情即将痊愈。

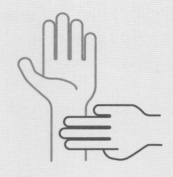

第四章

根据五脏四时的脉象，
顺时保养不同脏腑

　　不同季节气候变化有其基本规律，即春温、夏热、长夏湿、秋燥、冬寒，顺应季节与气候的变化，形成了春生、夏长、长夏化、秋收、冬藏的自然适应性。人类生活在自然界中，也受其气候环境的影响，并产生了一定的适应能力。《黄帝内经》认为：人的生命活动是与天地自然息息相通，生命的根本，来源于天地间的阴阳之气，身体中的九窍、五脏、关节，皆与天地阴阳五行相互贯通。故而中医脉诊同样要遵循"天人合一"的理念，脉象与四季一一对应，不同季节的脉象不仅有其自身的特点，还预示病情发展。

第一节　了解五脏与脉象之间的关系

　　我们都知道，人体是以五脏为中心，以六腑相配合，以气、血、津液为物质基础，通过经络使脏与脏、脏与腑、腑与腑密切联系，外连五官九窍、四肢百骸，构成统一的有机整体。

为什么说五脏是人体生命的中心

　　中医有"五脏一体观"，认为五脏是人体生命的中心，通过经络系统，将全身组织包括五脏、六腑、五体、五官、九窍、四肢百骸联系起来，构成表里相关、上下沟通、密切联系、井然有序的五大功能系统，并且通过精、气、神的作用来完成统一的生命活动。

　　如胆、胃、小肠、大肠、膀胱、三焦等六腑，为五脏之表；脉、皮、肉、筋、骨五体，为五脏所主；面、毛、唇、爪、发五华，为五脏所荣；舌、鼻、口、目、耳及二阴为五脏所司；喜、忧、思、怒、恐五志，为五脏所生；神、魄、意、魂、志五神，为五脏所藏；汗、涕、泪、涎、唾五液，为五脏所化等。

五脏与人体的关系图表

五脏	相合之脏	所主形体	在头之窍	华彩表现
心	小肠	血脉	舌	颜面
肝	胆	筋	眼睛	爪甲

续表

五脏	相合之脏	所主形体	在头之窍	华彩表现
脾	胃	肌肉（四肢）	口	唇
肺	大肠	皮肤	鼻	体毛
肾	膀胱	骨"髓"	耳	头发

它们又与五脏一起分属于五行，并按照五行相生相克、制化胜复、乘侮胜复及五行互藏的规律而运动变化。

何为五行的相生相克、制化胜复、乘侮胜复及五行互藏？

相生相克："相生"，有相互滋生、促进、助长的意思；"相克"，有相互制约、抑制、克服的意思。也就是说存在着既相互滋生又相互制约的关系，在不断的相生相克运动中维持着动态平衡。

制化胜复："制化"，主要是指五行系统结构在正常状态下，通过其相生和相克的相互作用而产生的一种调节作用；"胜复"，主要是指五行系统结构在反常的情况下，即在局部出现较大不平衡的情况下，通过相克关系而产生的一种大循环的调节作用，可使一时性偏盛偏衰的五行系统结构经过调节，由不平衡而再次恢复其平衡。

乘侮胜复："相乘"是五行相克太过，"相侮"则是与相克相反方向的克制异常。

五行互藏：我中有你，你中有我，五行功能不能截然分开，总是互相涵化，互相包容，以显示五行功能的整体统一。

五行系统的生克制化不是单向的、垂直的链，也不是首尾相衔的环，而是一种球状的网。每一脏都具有五脏的部分功能，也是五脏的缩影和统一体。此即"五脏互藏"之意。故曰："凡五脏之气必互相灌溉，故各五脏之中，必各兼五气。"

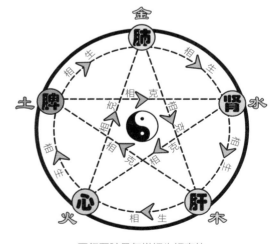

五行五脏是怎样相生相克的

了解五脏与脉象之间的关系

脉象的形成不仅与心、脉、气、血有关，也与整体脏腑功能活动密切相关。

脉与肺的关系： 肺主气，司呼吸、主宣发与肃降；心主血脉，气血同源，血依赖气行，气行血则行，气滞则血瘀，因此气血在血脉中循环依赖宗气的作用，故而有"肺朝百脉"之称。当呼吸匀和深长时，脉象通畅，流利盈实；呼吸平缓时，则脉象徐和；呼吸急迫浅促，呼吸加快时，则脉率也会随之急促起来；呼吸喘息气短时，则脉象软弱无力；肺气壅滞，呼吸困难时，则脉象多呈细涩的状态。呼吸不止则脉动不止，一旦呼吸停息，脉搏也跟着停止跳动。可见肺气对脉率、脉形都有影响。

脉与脾胃的关系： 脾胃的功能是运化水谷精微，为气血生化之源，后天之本。气血的盛衰和水谷精微的多寡，表现为脉之"胃气"。脉象中的"胃气"，在切脉时可以感知，主要在切脉的指下具有从容徐和软滑的感觉。脉中的胃气虽可看作脾胃运化功能的反映，但实际上更直接地反映了全身营养状况的优劣和能量的储备状况。有胃气，气血旺盛，身体健康为平脉；胃气少，身体衰弱，为病脉，无胃气为死脉。因此人体健康决定于胃气的盛衰，有胃气则生，无胃气则死。还有脾统血，血液之所以能保持在血管中运行而形成脉搏，主要依赖脾气的统摄。

脉与肝的关系： 肝主藏血，即指肝有贮藏血液、调节血量的作用。肝主疏泄，可使气血调畅，经脉通利，脏腑功能正常。肝的生理功能失调，可以影响气血的正常运行，从而引起脉象的变化。如肝气郁结，气机不畅，脉络不和，进行切脉时手指下的感觉就像按压琴弦一般，出现弦脉。

脉与肾的关系： 肾主藏精，为元气之根，是脏腑气血精液的动力源泉，亦是全身阴阳的根本。肾气旺盛，精液气血充足，脉搏重按不绝，尺脉有力，是谓"有根"；若肾气亏，精血不固，则脉象细数；若精血衰竭，虚阳浮越则脉象变浮，重按不应指，此属虚大中空的无根脉，提示阴阳离散、命门无根、病情危笃。

可见，脉象与脏腑气血精液有密切联系，通过脉象既可以察觉脏腑气血精液的变化，又能辨别阴阳表里寒热虚实疾病，及时掌握五脏健康状况。

第二节　五脏平脉、病脉、死脉的区别

平脉即正常脉象，是指人体在脏腑功能协调、阴平阳秘、气血调和、气机调畅、精神安和状态下的脉象。那么，五脏的平脉、病脉和死脉又有什么区别呢？

心脉的平脉、病脉和死脉区别

《黄帝内经》中指出："夫平心脉来，累累如连珠，如循琅玕，曰心平……"这就表明，正常心脉来时，像一颗颗连珠，连续不断地流转，如同抚摩琅玕美玉一样盛平滑利，这是心脏的平脉，说明心脏功能良好，没有出现疾病。

心脏一旦出现疾病，脉就会显得非常急促，连串急数之中，又会带有微曲之象，这是心的病脉。

如果是个将死之人，他的心脉来时，脉前曲后居，如摸到革带之钩一样坚硬，全无和缓之意，这便是心的死脉。

肺脉的平脉、病脉和死脉区别

与心脉同样的道理，正常的肺脉来时，轻浮虚软，就好像树上榆荚下落一样和缓，慢慢悠悠，这就是肺的平脉。

如果脉象出现了不上不下，就好像抚摩鸡毛一样，毛中含有坚劲之意，这是肺的病脉。

将死的肺脉来时，轻浮而无根，如物之漂浮，如风吹毛一样，飘忽不定，散动无根，这就是肺的死脉。

肝脉的平脉、病脉和死脉区别

正常健康的肝脉来时，柔软而弦长，就好像长竿之末梢一样柔软摆动，这便是肝的平脉。

有病的肝脉来时，弦长硬满而滑利，就好像用手抚摩长竿一样长而不软，这是肝的病脉。

将死的肝脉来时，弦急而坚劲，如弓弦一样紧绷而强劲，这是肝的死脉。

脾脉的平脉、病脉和死脉区别

正常的脾脉来时，从容和缓，至数匀净分明，好像鸡足缓缓落地一样轻缓而从容不迫，这是脾的平脉。

有病的脾脉来时，充实硬满而急数，如鸡举足急走，这是脾的病脉。

将死的脾脉来时，或锐坚而无柔和之气，如鸟之嘴那样坚硬而锐，或时动复止而无规律，或脉去而不至，如屋之漏水点滴无伦，或如水之流逝，去而不返，这是脾的死脉。

肾脉的平脉、病脉和死脉区别

正常的肾脉来时，连绵小坚圆滑，有如心之钩脉，按之坚实，这是肾的平脉。

有病的肾脉来时，如牵引葛藤一样，越按越坚硬，这是肾的病脉。

将死的肾脉来时，像解索一般，数而散乱，又像弹石一样，促而坚硬，这是肾的死脉。

胃脉的平脉、病脉和死脉区别

其实，五脏平脉、病脉、死脉的区别，关键在于胃气的多少有无，每个季节都是以胃气为本的。

《素问·玉机真藏论》曰："胃者五脏之本也。脏气者，不能自致于手太阴，必因于胃气，乃至于手太阴也。"胃为水谷之海，后天之本，气血生化之源，人体各脏腑、组织、形体官窍的功能活动均有赖于胃气的充养，脉也依赖于脾胃化生的气血充养，气血充盛才能成脉，可见人以胃气为本，有胃气则生，少胃气则病，无胃气则死。脉亦以胃气为本，充则健，少则病，无则亡。正常人的脉象从容和缓、不浮不沉，不急不徐，节律一致。即使是病脉，不论浮沉迟数，只要有冲和之象，便是有胃气，无胃气的脉，便是死脉了。

胃气的盛衰关系到脏腑功能的强弱及生命的生死存亡，所以在诊病时观察胃气的盛衰情况，对于判断疾病的吉凶转归、指导论治等都有重要意义，也是中医诊法中的重要内容。

第三节　四季与脉象的关系

自然界是万物赖以生存的基础。人以天地之气生，四时之法成；人秉天地之气而成，并与自然界息息相通。一年四季有春温、夏热、秋凉、冬寒的不同变化，春温夏热，人体阳气长而阴气消；秋凉冬寒，人体阴气长而阳气消。所以，人体只有顺应自然变化规律，自身各项生理活动才能稳定而有序，阴阳才能平衡协调。人体脉象也随四季的变迁有所差异。

四季脉象的位置变化有哪些

《素问·脉要精微论》中说："四变之动，脉与之上下。"就是说根据时间不同，四季的脉有差别，但也是正常的。

"春日浮，如鱼之游在波；夏日在肤，泛泛乎万物有余；秋日下肤，蛰虫将去；冬日在骨，蛰虫周密，君子居室。"用简单而形象的比喻来说，春天脉上浮，像鱼游水波中一样；夏天脉充皮肤，浮泛非常，像万物充盛似的；秋天脉见微沉，似在肤下，就像蛰虫将要入穴一样；冬天脉沉在骨，像蛰虫密藏洞穴，人们深居室内似的。

四季脉象不同，分别是什么

人体脉象可随季节气候变化而有相应的春弦、夏洪、秋毛、冬石的规律性变化。

春脉，五行中属木，五脏属肝，"木曰曲直"，春天万物生长，能曲能升，且有升发的特性，具有万物生长之象，因此其脉气濡润柔弱，具有软虚而滑，正直而长的特点，如一根紧绷的琴弦，所以叫肝弦脉。

夏脉，五行属火，五脏属心，"火曰炎上"，火具有发热、

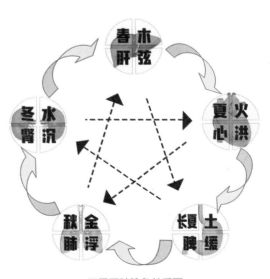

四季五脏脉象关系图

温暖、向上的特点，具有万物兴盛气象，因此脉气来时充盛，去时衰微，犹如夏日涛涛的洪水，所以叫作心洪脉，也称钩脉。

长夏，五行属土，五脏属脾，"土爰稼穑"，指农作物的播种和收获，脉象柔和而起伏有节奏，从容均匀，如流水一般，缓和不急，所以叫作脾缓脉。

秋脉，五行属金，五脏属肺，"金曰从革"，具有能柔能刚，变革，肃杀特性，万物收成的气象，因此脉气来时轻虚而浮，来急去散，所以叫肺浮脉。

冬脉，五行属水，五脏属肾，属北方的水，"水曰润下"，具有滋润、就下、闭藏特点，万物闭藏的迹象，因此脉气来时沉而有力，所以叫肾沉脉。

所以总结为：肝脉弦，心脉钩（洪），脾脉代（缓），肺脉毛（浮），肾脉石（沉）。

怎样判断四季脉象是否正确

脉象正常与否与季节关系很大。例如，春季阳生，阳在内，阴在外，阳气被阴寒所郁，脉象当郁，表现为弦，经文说"春季脉微弦而缓"为常脉，在春季脉象当弦而不弦视为异常，异常脉象也可以表现为太过与不及。太过者，脉弦而无缓象；不及者，脉象不弦，都是异常。其他季节的脉象诊断也同此理。

四季脉象也适用一天的阴阳状态，晨起为阳生，阳生阴郁于外，也表现弦脉；中午阳长，阴藏于内，脉象如钩；午后阳气开始收藏，脉象转为浮缓；到了夜晚阳气收藏，脉沉人静，脉象如石。所以脉象的变化不仅仅是按照季节的阴阳不同而变化，一天当中脉象也会随着阴阳的变化而改变，这也是判断正常脉象的标准之一。只有了解什么是正常，才能判断出异常脉象。

根据脉的胃气判断健康状况

时间不同，四季的脉有差别也是正常的。一般来说，气来自于胃，有胃气的正常脉象是人体健康的根本，如果人没有了胃气，就叫作不顺，还会导致死亡。

春天胃气对脉的影响：我们都知道，春天的脉象是弦脉，这是正常的生理现象，如果脉弦而胃脉少说明出现了肝病，但是如果只有弦脉而没有胃脉，就说明已现死相，是不祥之兆。如果虽然有胃气但同时能见到轻虚以浮的毛脉，这就表明在春天出现了秋天的脉，称为"春见秋脉"，可以预测患者到了秋天容易生病；相反，如果浮脉太甚，说明木被金伤，患者可能即将生病或已经出现了某些疾病。根据五行学说，肝脏是旺于春的，春天脏真之气散于肝，以筋养膜，所以肝藏筋膜之气。

夏天胃气对脉的影响：夏天有胃气的脉应该是钩而柔和的，如果出现洪脉多而胃脉少，就说明患者可能心脏具有疾病；如果只有钩脉而没有一点柔和的脉象，主死亡；如果出现只有胃气但又兼有沉象的石脉，就说明在夏天出现了冬天的脉象，叫作"夏见冬脉"，这时候就可以预测患者到了冬季可能会生病；如果石脉太甚，则火被水伤，于当下就会发病。心旺于夏，所以夏天脏真之气通于心，心主血脉，而心之所藏则是血脉之气。

长夏胃气对脉的影响：长夏的脉，微软弱而有冲和的胃气，这样的脉才是没有疾病的正常脉象。如果非常无力并缺少柔和的胃气，就说明脾脏出现了问题；如果见无胃气的代脉，主死亡；若软弱脉中兼见沉石，代表了长夏出现了冬天的脉象，这是火土气衰而水反侮的现象，故预测其到了冬天就要生病；倘若石脉太甚，现在就会生病。脾旺于长夏，故长夏脏真之气濡养于脾，脾主肌肉，故脾藏肌肉之气。

秋天胃气对脉的影响：秋天有胃气的脉应该是轻虚以浮而柔和的微毛脉，乃是无病之平脉；如果脉见轻虚以浮而缺少柔和之胃气，为肺脏有病；如见纯毛脉而无胃气的真脏脉，就要死亡；若毛脉中兼见弦象，这是金气衰而木反侮的现象，故预测其到了春天会生病；如弦脉太甚，立即就会发病。肺旺于秋而居上焦，故秋季脏真之气上藏于肺，肺主气而朝百脉，营行脉中，卫行脉外，皆自肺宣发布散，故肺主运行营卫阴阳之气。

冬天胃气对脉的影响：冬天有卫气的脉应该是沉石而柔和的微石脉，乃是无病之平脉；如果脉见沉石而缺少柔和的胃气，为肾脏有病；如脉见纯石而无胃气，主死；若沉石脉中兼见钩脉，是水气衰而火反侮的现象，故预测其到了夏天要生病；如钩脉太甚，当下就会发病。肾旺于冬而居人体下焦，冬天脏真之气下藏于肾，肾主骨，故肾藏骨髓之气。

五脏各有当旺之时，中医对脉象的阐述里同样包含了自然规律，自然有春夏秋冬四季之分，脉象同样也有四季分别，并与自然当中四季一一对应，顺应了中医"天人合一"的思想。因此，在辨脉诊病时，在审查脏腑病变的同时，还应当注重季节时令的影响。

第四节　肝应春，绷紧的"弦脉"

春季万物复苏，却仍然处于含苞待放的萌芽阶段。在春季，正常人的脉象同样具有鲜明的春季特征，此时的脉象称为"弦"。弦的意思就好比手按在弦上绷紧的感觉。春季寒气还没有完全消退，阳气也有种正要释放出来的张力，所以此时人的脉象会有适度紧张感。在春季，如果脉象太紧，说明寒气重，太松又说明阳气未生，正与春季的气候特点相对应。应该怎样调养身体，健康度过春季呢？

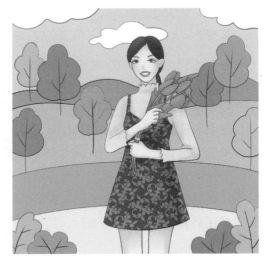

春

季节特点

早春，阳气稍长而阴气渐消，天气由寒转暖，这是其基本规律，但其阳气的增长并非是直线上升，阴气的衰退也非是直线下降，而是乍暖还寒、时热时冷的迂回式递增递减。

正常脉象

春应中规，规是指圆的器皿：好比圆规可以画出一个圆形，脉象呈现出圆活而动的状态。生命复苏，与肝脏和胆腑相应，脉象显紧，中医称为"弦"。

春日浮，如鱼之游在波：脉得春气，虽浮动而未全出，好像鱼儿在水波中游动一样，搭脉好像一顶一顶的感觉。

如果切脉管比喻成一条河，春天的时候水量开始增多，水压会把细细沉沉的血管慢慢撑大，血管就会有被勒得紧紧的感觉，好像一根琴弦，所以春天的脉象称之为弦脉。

春季阳气生，阳生者，阳在内而阴在外，外有寒而内有热，因而成郁，郁证表现在脉上则为弦。弦脉是肝气郁的常见脉象，也是因为气郁于内所致，阴在外而阳在内的结果。由于外寒内热而成郁证，表现为弦脉，如果外寒过多，在内的阳气不足，脉象则从弦脉变成紧脉，紧脉与弦脉的区别就在于外寒的多少和内在阳气多少而形成的。

常见异常脉象

尤其早春二月，阳气开始释放升发，但冬季的寒气还未完全消退，依旧会感觉些许寒意。此刻寒气如同阳气的束缚，阳气则有种要突破抵抗的张力，此刻脉象应该有种适度的紧张感，太紧说明寒气太重，太松说明阳气未升，这里的紧就扣在了春寒这个点上。春季脉象中当弦而不弦视为异常，异常脉象也可以表现为太过与不及。太过者，脉弦而无缓象，人会出现健忘、视物模糊、眩晕、出现头部疾病等病症；不及者，脉象不弦，人会出现胸部疼痛直至背下、两胁胀满的症状。

春季时，脉搏应当从容柔和，滑利中又有弦象，这是胃气正常的脉象；如果弦象比较突出，从容、柔和、滑利之象不充足，是因为肝脏发生了病变；如果弦象强劲、急促，并且没有从容、滑利、柔和的现象，就是没有胃气的脉象，这样就会死亡。春季的脉搏从容、柔和、滑利，并且微弦中又有轻浮之象，到了秋季就容易生病；如果轻浮之象特别突出，不到秋季就会生病。

脏腑脉象解析

正常的肝脉来时，柔软而弦长，如长竿之末梢一样柔软摆动，这是肝的平脉。春天以胃气为本，有病的肝脉来时，弦长硬满而滑利，如以手摸长竿一样的长而不软，这是肝的病脉，具体分析如下：

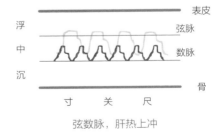

弦数脉，肝热上冲

若肝脉坚而长，搏击指下，病由内生，面色青，瘀血积胁下。

若左关出现数脉，多为肝火上炎。

若脉弦大，为邪陷于肝，会出现右胁胀痛满闷、心烦喜怒等不适。

若肝脉弦大弦数，为肝热上冲之头晕。

因脉弦则为肝病，当肝炎患者出现头昏胀痛时，左关脉特别弦大；当出现腹胀、食少纳呆、便溏、舌淡边缘有齿痕、脉象多弦细无力，则可诊断为脾虚型肝炎。

将死的肝脉来时，内外劲急如同循着刀刃作响，弦急而坚劲，好像新张开的弓弦一样紧绷而强劲，面色显得青白而不润泽，毛发也显得枯损不堪。

常见的身体异常

春季主青色，青色见寒证、气滞、血瘀、疼痛和惊风。

• 面色淡青或青黑者，属寒盛、痛剧。

• 突然面色青灰，口唇青紫，肢凉脉微，多为心阳暴脱，心血瘀阻之象。

• 久病面色与口唇青紫，多属心气、心阳虚衰，血行瘀阻，或肺气闭塞，呼吸不利。

• 面色青黄（苍黄），多见于肝郁脾虚。

• 小儿眉间、鼻柱、唇周色青者，多属惊风或惊风先兆。

春季养生要点

注意保护阳气：春季昼长夜短，此时自然界阳气初生，人体阳气也开始生发，春季养生应该注意保护阳气。适当晚睡早起，做一些比较放松、轻缓的运动。心情上应该保持心胸开阔、乐观向上，不要过分压抑自己，暴怒或忧郁会导致肝气郁滞，影响肝的疏泄功能，也会导致免疫力下降，容易引发情志病及心脑血管疾病。春天与肝均属木，若肝伤则影响初阳的生发，饮食上，不宜多食酸性食物，否则容易导致肝气过于旺盛损伤脾胃，应该多食用些扶养阳气的食物，如韭菜、豆芽、红枣、荠菜等，除了食补养阳以外，春季气候变化较大，也要注意时刻保暖，不宜快速减少衣物，以保护初生的阳气，即人们常说的"春捂秋冻"。

注意养肝：春季时，脏腑的真元之气会散布到肝脏，以滋养肝脏所主管的筋膜。

• 多吃养肝明目的食物：如猪肝、西蓝花、豆苗、胡萝卜、桑葚等；或者用枸杞子、决明子、菊花泡茶喝，可以清热解毒，清肝明目。

• 转眼操：轻闭双目，双手半握拳（食指、中指能碰到大鱼际），拇指按于太阳穴，用食指关节轮刮上下眼眶共做36次（从大眼角开始），然后双手移开，顺时针转动眼球18圈，再逆时针18圈。（注：眼底出血，视网膜脱落者只轮刮眼眶，不能转动眼球）肝开窍于目，眼主要与肝有关，此法疏肝理气，安和五脏。

• 拍打肝经：拍打肝经（沿大腿内侧从胯部拍至踝关节）3分钟，再重点按揉太冲穴（足背第一、二跖骨结合部之前凹陷处）、行间穴（第一、二趾间，趾蹼缘的后方赤白肉际处）各1分钟，可调理肝气，泻肝火。

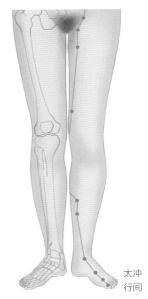

太冲
行间

腿部肝经

第五节　心应夏，汹涌的"洪脉"

夏季万物正值生机勃勃，此时天气下降，地气上腾，植物开花，一派欣欣向荣的景象。在夏季，正常人的脉象同样具有鲜明的夏季特征，此时的脉象称为"洪"。洪的意思就好比洪水汹涌而来，恍如波涛滚滚的感觉。夏季暑气蒸腾而上，阳气就需要释放出来，气盛血涌，所以此时人的脉象会稍显洪大。在夏季，如果人的脉象过于洪大，说明身体有内热充斥，太紧又说明阳气未生，这一特点正与夏季的气候特点相对应。此时应该怎样调养身体，健康度过夏季呢？

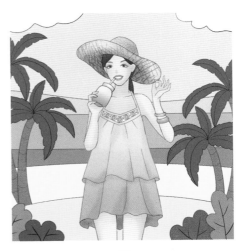

夏

季节特点

在夏季，阳气发泄，气血容易趋向于体表，人们会感到皮肤松弛，疏泄多汗。这是因为机体通过出汗散热调节自身的阴阳平衡，使人体处于一个稳定的状态。

正常脉象

夏应中矩，"矩"是指画方形用的曲尺：好比用矩可以画出一个规规整整的方形一样，脉象呈现出方正而盛的状态。

夏日在肤，泛泛乎万物有余：在炎炎夏日，脉象浮于肌表，一派生机勃勃、万物充盛的样子。

中医认为，夏季昭示着澎湃的生命力，血流量比春季还要大，就像流水尤其洪水来了一般，出现很大的波峰，水流速度也会很快，脉象中同样出现一个较大幅度的脉，脉跳稍快，故而称之为洪脉。

夏季正常人的脉象应该表现为洪脉，这里的"洪"意味着洪大有力，奔腾无阻，就像洪水汹涌而来，波涛滚滚的感觉。此时的脉象用手轻轻一按，就能感觉到。相反，如果脉象无力，说明阳气不足，在夏季该发出来的时候没有发出来。

常见异常脉象

夏季时，脉搏应当从容、柔和，滑利中又有洪象，这是有胃气的正常脉象；如果洪象比较突出，而从容、柔和、滑利之象不明显，是心脏有病变；如果洪而急促，失去从容、柔和、滑利之象，就是没有胃气的脉象。

夏季时，脉搏从容、柔和、滑利，同时洪中又有沉象，到了冬季时就很容易生病，如果沉象特别突出，不到冬季就会生病。

夏季时，脉搏应当从容、柔和、滑利而又平缓，这是有胃气的正常脉象；如果软弱之象比较突出，而从容、柔和、滑利之象不明显，是脾脏有病变；如果特别软弱甚至失去了从容、柔和、滑利之象，就是没有胃气的脉象。

脏腑脉象解析

心主血脉是指心气有推动和调控心脏搏动及脉管的舒缩，维持脉道通利的作用。"脉为血之府"，是容纳和运输血液的通道。《灵枢·决气》说："雍遏营气，令无所避，是谓脉。"心气充沛则心阴与心阳协调，心脏有节律地搏动，脉管有规律地舒缩，脉道通利，血运流畅。《素问·六节藏象论》所说"心者，……其充在血脉"，即是针对心、脉和血液所构成的独立系统而言。血液的正常运行及其作用的正常发挥，除心气充沛外，还有赖于血液的

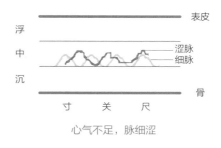

心气不足，脉细涩

充盈和脉道的通利。换言之，血液的正常运行必须以心气充沛、血液充盈、脉道通利为基本条件，其中，心气充沛又起着主导作用，故说"心主身之血脉"。

　　生理状态下，心气充沛、心阴与心阳协调、血液充盈、脉道通利、血运周身、脏腑得养，而见面色红润光泽、脉象和缓有力等征象。若心气不充或阴阳失调、血脉壅塞、血运失常、脏腑失养，则常见心悸怔忡或心胸憋闷疼痛，唇舌青紫，脉细涩或结、代等症。

常见的身体异常

夏季主赤色，赤色主热证，亦可见于真寒假热之戴阳。

• 邪热亢盛，或虚火上炎，或虚阳浮上等，导致面部血管扩张出现面红。

• 满面通红者多见于实热，可因外感邪热，或脏腑阳热亢盛、血行加速、气血上涌所致。

• 两颧潮红者多见于阴虚阳亢、虚火上炎所致。

• 久病重病本已面色苍白，却时而泛红如妆、游移不定者，为"戴阳"。所谓"戴阳"指的是阴盛格阳，体内阴寒过盛将阳气阻隔于外而出现的真寒假热证，多因阳气虚衰、阴寒内盛、阴盛格阳、虚阳浮上所致，属病重。

夏季养生要点

注意升发阳气：夏季气温升高，雨水较多，是万物生长繁盛的季节，昼长夜短，人体阳气在这个时候最为旺盛，气血趋向于体表，夏季养生要注意顺应阳气的生长。此时应该睡得更迟，起得更早，注意午休，适当户外运动出汗，使阳气生发，否则阳气被遏，汗无以出，阴寒之气压制人体阳气，易产生暑湿，导致妇女带下、下肢关节疼痛等湿热内生的疾病。但是运动要避过高温暴晒，以清晨和黄昏为最佳，时间也不宜过长，强度不宜过大，避免中暑或汗出过多。

此外，夏季阳气最盛，冬季常发生的疾病或因体质阳虚而发生的病症，如呼吸系统疾病、关节痛、脾胃虚寒、冻疮等，可通过在夏天阳气最旺之时顺应气候、充实体内阳气的方法，使冬天发病的概率减少，如针灸、按摩、三伏贴，或通过中药调理等，即中医所说的"冬病夏治"。

注意养心，吃安神食物：夏季与心均属火，饮食上应清淡，多吃养心安神的食物，如茯苓、麦冬、红枣、莲子、百合、柏子仁、小米、玉米、豆类、鱼类等，及清热解暑食物，如冬瓜、西瓜、苦瓜、芹菜、芦笋、南瓜、香蕉、苹果等食物。

尽量少吃油腻、辛辣上火食物；少吃动物内脏、鸡蛋黄、肥肉、鱼子、虾等；少吃过咸的食物，如咸鱼、咸菜等。注意补充水分，且暑夏湿气较重，容易湿困脾土，使人胃口差或腹泻，应避免过度贪凉，过多食用冰饮或吹空调。

养心安神特效食谱推荐：百合莲子枣汤

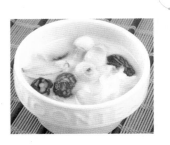

材料

鲜百合1/2个，红枣7枚，莲子100克，冰糖20克。

做法

1. 百合、红枣、莲子洗净，放入锅中加适量清水。
2. 小火煮约30分钟时加入冰糖，继续煮约10分钟即可。

功效

此汤能清心安神除烦，可改善烦躁焦虑以及失眠心悸等多种症状。

宜做温和运动：夏季运动量不宜过大、也不能过于剧烈，应温和以少许出汗为宜，以免运动量过大、出汗过多损伤心阴。对于夏季依然坚持锻炼身体的人可以选择练太极拳、自然养生操等。太极拳动静相兼，刚柔相济，开合适度，起伏有致，身端形正而不偏不倚，正气存于内而风邪不可侵，与自然的阴阳消长相吻合，可谓夏季最佳的养心运动之一。自然养生操有形神并修，养心聚神，对身心健康特别有利。

第六节　脾应长夏，脾脉"缓"

中医把一年分为五个季节，春、夏、长夏、秋、冬，长夏季节即农历六月，相当于"夏三月"的最后一月，气候多雨而潮湿。顺应长夏之生化、炎热潮湿的特点，脾气旺于长夏，因为脾为太阴湿土之脏，同气相求。长夏之湿主生化，正常人的脉象同样具有鲜明的季节特征，此时的脉象称为"缓"。就好像流水一般，脉象柔和而起伏有节奏，从容均匀。在长夏，如果人的脉象过于浮大，说明身体久病体虚，太沉又说明阳气内盛。应该怎样调养身体，健康度过长夏呢？

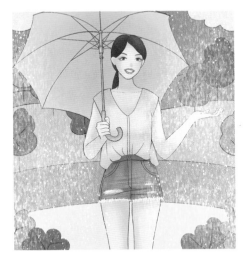

长夏

季节特点

长夏属土，对应的脏腑为"脾"，而长夏季节阴雨连绵、潮湿，人最易出现脾虚湿困。另外，长夏高温使体表血流量增加，人大量出汗，供应给内脏的血量自然减少。另外，长夏之季，天阳下迫，地气上升，湿为热蒸，则酝酿生化，故春生夏长，秋收冬藏，皆以长夏之化为中心，四时若无长夏之化，则草木虽茂而果实不成，秋既无收，冬亦无藏。

正常脉象

"长夏"为脾胃所主时节，正常的脾胃脉应该从容和缓，均净分明，好似猫捉老鼠，足爪缓缓落地一样，轻缓而无声息，从容不迫，这是脾的平脉，"平脉"就是正常脉。

常见异常脉象

长夏季节时，脉搏应当从容、柔和、滑利而又平缓，这是有胃气的正常脉象；如果软弱中又有沉象，到了冬季时就容易生病，如果沉象特别突出，不到冬季时就会生病。

如果软弱之象比较突出，而从容、柔和、滑利之象不明显，或者脉象充实、硬满而又急速，说明脾脏有病变；如果特别软弱甚至失去了从容、柔和、滑利之象，就是没有胃气的脉象，这样就会死亡。

脏腑脉象解析

中医理论认为，长夏季节在脏为脾，五行属土。脾脏的特点是"喜燥而恶湿"，长夏是湿热多雨的季节，湿和热都是导致人体发病的六邪之一。"湿气通于脾"，脾胃为后天之本，是人体气血生化的关键，脾胃不好，身体的气血就会生成不足，各部分得不到滋养就会出现"枯萎"，百病丛生，所以长夏是脾脏保健和养治的重要时期，补脾是疾病治疗的关键。

反映脾脏健康状况的脉象是脾脉，正常脾脉来时，柔和相附有神，像鸡爪落地一样，是缓缓的，这是平脉，长夏季节是以胃气为本的。

假如脉来充实而数，像鸡的往来急走，就是病脉；假如脉来如雀啄、如鸟跃跳一样坚锐，叫作"不及"，表明疾病在内里；如屋漏水一样点滴无伦，如流水一样散乱，如水流一样迅速而过，叫作"太过"，表明疾病在外部。

太过会使人四肢不能举动，不及会使人九窍不通，身重而不自如，也就是处于死亡危机之中，这种病症中医称之为"重强"。

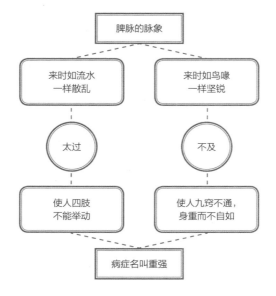

常见的身体异常

长夏主黄色，黄色主虚证、湿证、脾虚等。

• 脾虚机体失养，或湿邪内蕴等，导致脾失运化而面现黄色。

• 面色萎黄者，多属脾胃气虚，气血不足，因脾失健运，气血化生无源，机体失养所致。

• 面黄虚浮者，为黄胖，多属脾虚湿蕴，因脾运不健，机体失养，水湿内停，泛溢肌肤所致。

• 面目一身俱黄者，为黄疸，多因湿蕴困遏，胆汁外溢所致。其面目黄而鲜明如橘皮色者，属阳黄，多属湿热蕴结；而面目黄而晦暗如烟熏色者，属阴黄，多因寒湿内阻。

长夏感冒多为暑热、暑湿型

长夏的气候特点以热和湿为主，感冒类型多为暑热型和暑湿型感冒。这种感冒多半是因为喝冷饮、吹冷气，室内外温差过大导致的。

暑热型感冒多以热为特点，发热、不喜风寒、汗出但热不退。由于出汗过多或发汗过多，易损伤津液，耗散心气，出现气短、神疲、乏力、心烦、口渴等症状。暑湿型感冒特点是会感觉发热，发热不扬，头身困重，胸脘痞闷等。

那么，出现暑热型和暑湿型感冒时，应该如何进行调理呢？

补充黑糖盐水：取3克海盐、10克黑糖，放入600毫升温水中化开，可依据个人喜好再加入适量新鲜柠檬汁或柳橙汁，对预防夏季感冒有帮助。

桑菊醒脑茶：取菊花12克、桑叶12克、甘草3克，加1000毫升水煮开，过滤取汁饮用，可改善暑热型感冒。

薄荷茅根饮：取薄荷3克、菊花6克、白茅根9克，先将菊花、白茅根加入1000毫升水中煮开，再放入薄荷焖3分钟，去渣放凉饮用，可改善暑湿型感冒。

长夏易食物中毒，保护好脾胃

湿热环境下，细菌病毒繁殖快速，食物若没做好贮存便容易腐败，引起食物中毒，造成肠胃炎、腹泻。除了外在湿气，过食生冷食物，也会造成脾气虚，脾主运化水湿，脾气虚则消化不良、腹胀、腹泻。

多吃健脾胃的食物：宜食用补脾胃、除湿气的食物，如猪肚、白带鱼、金针菇、红薯、山药、芋头、薏苡仁、小米、蚕豆、绿豆、白扁豆等。

健脾养胃特效食谱推荐：小米山药粥

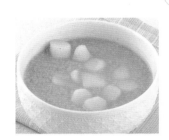

材料

山药1根，小米50克。

做法

1. 山药去皮，洗净，切成小块；小米用水洗净。
2. 锅中加1000毫升水烧开后，放入小米煮5分钟。
3. 再放入山药块一起煮，大火煮5分钟，小火煮20分钟即可。

功效

食用后可以入胃、脾、肾经，能起到滋养脾胃的作用，对因脾胃不和引起的消化不良有很好的调理功效。食材中有多种酚类和氧化酶，可以改善阴虚之证，对脾虚、胃虚以及肾虚都有一定的滋补功效。

避免寒凉食物：瓜果类，如西瓜、甜瓜、苦瓜等要少吃。虽然瓜类可以解暑，但脾胃不好的人不宜大量食用。

不要吃隔夜、变味的食物：长时间放置的食物就不要再吃了，以免导致食物中毒，容易使脾胃受损。

如何消减身体内的暑湿之气

外在热气、湿气夹杂，暑湿容易造成头重、肩膀僵硬、没精神等；到了夜晚则容易睡不好，有火气，导致嘴巴干、破。

多吃养心脾食物：酸味食物，如西红柿、柠檬、葡萄、菠萝、猕猴桃等能敛汗祛湿，可预防流汗过多耗气伤阴；另一类是补心养血的食物，如猪心、红豆等。

运动调畅气血：宜通过快走、太极拳活动筋骨，调畅气血，养护阳气。运动要循序渐进，严格控制运动量，不要过度疲劳。中午天气太热时不要运动，以免汗出太过而中暑。

生脉消暑饮：取党参12克、麦冬12克、五味子3克、枸杞子3克，将药材洗净，放入滤袋，放入锅中加1000毫升水，熬煮至剩500毫升水即可，宜温服或凉服。

第七节　肺应秋，游离的"浮脉"

秋季万物成熟而平定收敛，在此时，天高风疾，地气清肃，植物的果实成熟，到了应该收获的时期。在这西风肃杀的金秋季节里，正常人的脉象同样具有鲜明的秋季特征，此时的脉象称为"浮"。浮的意思就好比水上的浮木，漂浮不定，轻轻按下去就能摸到。

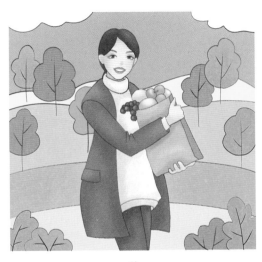

秋

到了秋季，气温渐渐变低，暑气即便消退，却仍留有余力。在秋季，如果人的脉象过于浮大，说明身体久病体虚，太沉又说明阳气内盛，这一特点正与秋季的气候特点不谋而合。那么我们应该怎样调养身体，健康度过秋季呢？

季节特点

每年的9～11月为秋季，是一个凉风习习、秋高气爽、气候宜人的季节，也是一个收获的季节，其气候特点主要是干燥，故而常用"秋高气爽""风高物燥"来形容它。通过春夏季节的阳气发泄，进入秋季则开始阳气收敛，气血趋向于里，这样就会表现为皮肤致密，少汗多尿，既保证了人体水液代谢的正常排出，又使阳气不过分向外耗散。在这种季节气候的影响下，人体气血的适应性调节则表现为脉象浮。

正常脉象

秋应中衡，衡是指用来平衡的秤杆：秋季脉象不上不下，就像秤一样，只是这个特殊的秤用来平衡的是之后冬脉的伏沉与之前春夏季的上浮。

秋日下肤，蛰虫将去：秋天的脉常常是微沉的，似在肤下，就好像那些小虫子要进入洞穴准备冬眠一样。

"夏洪秋毛"是一种正常的生理现象，夏洪前面已经讲过，血管在夏天已经撑大了，到了秋天，水位开始下降，所以会有一种外面是浮浮的，里面是空空的，切脉时感觉血管很宽，可是按下去里面空空的，好像这个脉就是一片浮在上面的羽毛一样，这就是浮脉，也称为毛脉。

从季节特点上来说，"秋时万物之所终，宿叶落柯，萋萋枝条。其机然独在，其脉为微浮，卫气迟，营气数，数则在上，迟则在下，故名曰毛。"也就是说，秋天主肃杀，叶落，树枝露于外，人体顺应自然，阳气开始潜藏，卫阳则衰退，荣阴则渐盛，荣气在上，卫气在下，故其脉毛而微浮。

秋季时，脉搏应当从容、柔和、滑利中又有轻浮之象，这是有胃气的正常脉象；如果轻浮之象比较突出，而从容、柔和、滑利不足，是肺脏有病变；如果脉搏从容、柔和、滑利，且轻浮中又有弦象，提示到了春季时就容易生病，如果弦象特别突出，不到春季时就会发病；如果只是轻浮而失去从容、柔和、滑利之象，就叫作没有胃气的脉象，这样就会死亡。

常见异常脉象

秋季的脉属于肺脉，肺脏与西方金气相应，因为秋季是自然界万物收获的季节，所以肺的脉气来时轻虚而浮，脉来时急，去时散漫，就称为"浮脉"。与此相反的就是"病脉"，如果脉气来时轻虚而浮，中部坚实而两旁空虚，这是脉气太过，就表示疾病出现在机体的外部；相反，如果脉气来时轻虚而浮且微弱，这就叫作脉气不及，表示疾病在机体内部。秋季脉象太过时，人会出现气上逆、背痛、郁闷不畅的病症；秋季脉象不及时，人就会出现气喘、呼吸少气、咳嗽、咯血，喘息时肺中有声等一系列症状。

脏腑脉象解析

我们都听说过一个词叫作"心肺俱浮"，这是说明肺脉和心脉一样都具有浮的特性。区分肺脉和心脉的方法是"浮而大散者，心也，浮而短涩者，肺也"。肺脉的脉体不像心脉的脉体那样"洪大"，存在这种差别的原因《难经本义》认为，这是由于"心为阳中之阳""肺为阳中之阴"。至于心肺之间为什么会存在这种阴阳属性的差别，《素问·金匮真言论》认为："故

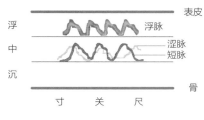

浮短涩脉，是肺脉的脉象特点

背为阳，阳中之阳，心也；背为阳，阳中之阴，肺也。"从五脏阴阳的角度看，既然"肺为阳中之阴""心为阳中之阳"，这就决定了肺中的阳气显然没有心中的阳气多，因此，肺脉在寸部显现时，才会出现"浮而短涩"的脉象特点。

《素问·平人气象论》中记载："秋胃微毛曰平，毛多胃少曰肺病。"由于"平人之常气禀于胃"，脉以胃气为本，所以在生理状态下，肺脉除了具有稍浮的脉形外，还带有和缓的特征。在病理状态下，肺脉相应地表现出"毛多胃少"的特点，所谓"毛多胃少"是指肺脉在寸部显现时，浮的成分多了，和缓的成分少了。

从病理表现上来看，肺脉也存在"太过"和"不及"两种情况。当肺脉"太过"时，说明是肺有余，所谓有余是指邪气有余，比如说，当风寒或者风热等外感邪气侵袭人体的肺卫肌表时，邪气盛，人体的正气也充足，寸脉就会浮而有力，这种浮而有力的脉象正是邪正对抗的结果，由于邪正对抗，肺脉就失去了和缓之性，就会表现出"毛多胃少"的特点，这说明是"病在外"。

当人体的正气（肺卫之气）不足时，如果外邪趁机侵袭人体，正气（肺卫之气）不足，抵抗力下降，肺脉就会呈现出"气来虚微"的特点。就机体本身而言，如果自身的正气不足，就不能有效鼓动血脉，肺脉浮的力度也会相应下降，而且很可能出现跳动无力的情况，脉以胃气为本，跳动无力就说明胃气不足、肺气生化乏源，表示人体"病在内"。

常见的身体异常

秋季主白色，白色主虚证（包括血虚、气虚、阳虚）、寒证。

- 气虚血少，或阳虚，或寒盛等，导致气血不能上荣而面现白色。
- 面色淡白无华，唇舌色淡者，多属血虚，多因血不上荣所致。
- 面色㿠白者，多属阳虚，多因阳虚无力行血所致。
- 面色苍白者，多属亡阴、气血暴脱或阴寒内盛，因阳气暴脱，或脱血夺

气，血不上荣，兼血行迟滞所致；若阴寒内盛，脉络收引，血行凝滞，亦可见面色苍白。

秋季养生滋阴润肺是关键

秋季养阴，是养收之道，重点在于养肺。秋气应肺，秋季暑去而凉生，万物开始凋零，与清肃下降的肺气相应，而秋季干燥的气候形成的"燥邪"会乘机侵入人体，极易伤肺、伤阴、伤津，从而产生口干舌燥、干咳少痰、皮肤干燥、便秘等津伤失润的"秋燥"症状，所以秋季养生要防燥。

饮食上宜循"少辛增酸"的原则，切勿升散以免耗伤肺气，同时注意保护阴液，可食用百合、梨和香蕉等润燥食物调理，补充人体水分。平时每天最少要喝1500毫升水，秋天喝2000毫升才能保证肺和呼吸道的润滑。每天最好在清晨和晚上临睡之前各饮200毫升，白天两餐之间各饮水800毫升，以使肺脏不被燥邪伤害。

另外，秋季自然界阳气开始逐渐减弱，机体抵抗力也随之减弱，中老年人肺病及心脑血管疾病发病率大幅上升，需要注意补充营养、保持大便通畅及防止受凉等以减少疾病发生。

滋阴润肺特效食谱推荐：香蕉百合银耳汤

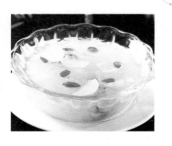

材料

香蕉1根，水发银耳50克，干百合10克，枸杞子、冰糖各适量。

做法

1. 把干百合泡发；银耳切去根部，撕成小朵。
2. 把香蕉剥皮后切成片状；枸杞子洗净备用。
3. 把百合、香蕉片和银耳放入碗中，加入冰糖，放在锅中煮半小时左右。
4. 最后加入枸杞子焖煮几分钟即可。

功效

具有养阴润肺、生津整肠的功效，常用于肺燥或阴虚引起的咳嗽，搭配川贝效果更好。

秋季养生要点

- 秋季宜早睡早起，与鸡俱兴，入睡不晚于21点，起床不早于5点。
- 注意收敛神气，使心情平和宁静，以适应秋季收敛、万物平定的特点；保持神智的安宁，减缓秋季肃杀之气对人体的影响；收敛神气，以适应秋季荣平的特征，不使神思外驰，以保持肺气的清肃功能。
- 运动时以周身微热、尚未出汗为佳，以保证阴精内敛，不使阳气外耗。
- 可以涂抹保湿护肤品以防皮肤干燥，也应注意"少言补气"，避免耗气伤阴。

第八节 肾应冬，潜藏的"沉脉"

在冬季里，朔风凛冽，霜雪满天，千里冰封，万物的生机都潜藏起来了。在这寒冷的季节里，人们更应该注重养生，了解自己的脉象，顺应自然规律。冬季对应的脉象表现为沉脉，这是因为冬季阳气收藏于阴中，阴寒在外，阳气潜藏所致。冬季阳气深藏，脉沉入骨，因此冬季脉也称为石脉，好像一块石头沉入水底。知道冬季所对应的脉象，我们应该更加合理地调养自己，顺应自然规律。

季节特点

冬季是一年的最后一个季节，时间跨度为头年12月到第二年2月，冬季的气候特点主要是寒冷，此时天寒地冻，一派萧条零落的景象。大家都躲在温暖的屋子里，就连花草树木、鱼虫鸟兽统统都销声匿迹了，因此可以说冬季是万物生机潜伏闭藏的季节。此时气血趋向于里，使得皮肤紧密，少汗多尿，保证阳气不过分向外耗散。正常脉象：

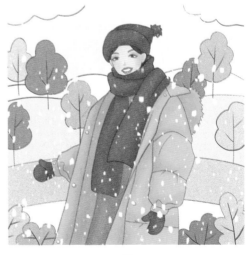

冬

　　冬应中权，权的意思是秤砣：就好像秤砣很重，压得秤杆高高翘起。脉象呈现出浮沉状态。万物闭藏，与肝脏和胆腑相应，中医称之为"沉"。

　　冬日在骨，蛰虫周密，君子居室：脉得冬气之肃杀，脉沉若在骨，好像虫儿躲在洞穴中不肯出来，人们躲在房屋里一样。

　　冬季来临，暑气完全消退，人的营养要往内收，人体阳气自然也随着季节变化渐渐地收藏起来，故而人体阴气长而阳气消，脉象也会像石头沉入水底，慢慢沉下去的感觉。此时脉搏应当从容、柔和、滑利中又有沉象，这是有胃气的正常脉象；如果沉象比较突出，而从容、柔和、滑利不足，是肾脏有病变；如果只见沉，但失去从容、柔和、滑利之象，就叫作没有胃气的脉象，这样就会死亡。

常见异常脉象

　　冬季时，脉搏从容、柔和、滑利，且沉中又有洪象，到了夏季时就容易生病；如果洪象非常突出，不到夏季就会生病。脏腑的真元之气在肾时位置最低，以滋养肾脏所主管的骨髓。

　　冬季时分由于阳气深藏，脉象当沉如石为正常，但是如果此时脉象不沉反浮，或者滑大等，则属异常。有些患者就是冬天时表现一派阳热症状，脉象弦滑且大，面红目赤，情绪易怒，如果再伴有失眠多梦等阳气不藏的症状，一旦到了夏天，自然界阳气生长，很容易出现脑血管意外。

脏腑脉象解析

　　肾在五行中属水，而"水曰润下"，所以肾在寸脉表现上具有沉的特征。由于肾水在冬季最旺，所以冬季这三个月里沉的特点也最为显著。正常的肾脉，像石头沉在水底一样，按上去坚强有力，如果脉象坚搏牵连就像牵引葛藤一样纠缠不清，则

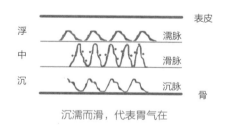

沉濡而滑，代表胃气在

是肾病；如果像解绳索一般，数而散，又像弹石一样，促而坚硬，这是死脉。

　　《脉经》认为："冬肾水王，其脉沉濡而滑，名曰平脉也。"由此可见，生理性的肾脉具有"沉濡而滑"的脉象表现。肾属水，位于下焦，为阴中之阴，所以肾脉具有沉的特点，这一点很容易让人理解并接受。所谓"濡"，有濡弱的意思，就是说在肾水旺而又没有邪气鼓动的情况下，就会表现出濡弱的特点。所

谓"滑"，有滑利的意思，有滑利特点的脉象说明人体气血能够顺畅地流通，有阳的属性特点。从五脏阴阳来看，肾为阴中之阴，肾脉虽"沉濡"却又能表现出滑利的特点、阳的属性，这说明是阴中有阳，水中有火，这是由于肾水中藏有命门之火的缘故。当然，这里所说的"沉濡而滑"指的是肾在寸脉上的典型表现。

《素问·平人气象论》指出"冬胃微石曰平"，就是说，生理情况下的肾脉应当是胃气充足的，只不过相对于心肺脉浮来说具有较沉（石）的特点。另外，由于肾属水，为阴中之阴的缘故，尽管肾脉有所谓的"沉濡而滑"的脉象表现，但"滑"的脉象特点并不会像真正的滑脉那样"往来流利，如珠走盘"，只不过是沉取时，脉搏在指下跳动得稍具流利特点而已。由于"肾以胃气为本"，脉亦以胃气为本，所以肾脉表现出"濡而滑"的脉象特点，也恰恰说明肾脉具有柔和的特性，即胃气的存在。

常见的身体异常

冬季主黑色，黑色主肾虚、寒证、血瘀、疼痛和水饮。

● 肾阳虚衰，或阴精亏虚，或寒水内盛，或血失温养，瘀阻不通而痛，均可导致机体失养而见黑色。

● 面黑而暗淡者，多属肾阳亏虚，因阳虚火衰，水寒不化，浊阴上泛所致。

● 面黑而干焦者，多属阴精亏虚，因肾精久耗，阴虚火旺，虚火灼阴，机体失养所致。

● 眼眶周围发黑者，多属肾虚水饮，或寒湿带下。

● 面色黧黑（指面部晦黑的病色），肌肤甲错（皮肤粗糙，干燥，如鳞甲状）者，多由血瘀日久，肌肤失养所致。

冬季养生要点

冬季是万物凋零、生机闭藏的季节。人体阳气潜藏，腠理闭固，气血沉降，人体新陈代谢相对缓慢，阴精阳气均藏伏于内。冬季养生应顺应自然界闭藏之规律，以敛阴护阳为根本。

注意保暖，做舒缓运动：在平时生活起居中，早睡晚起，避寒就暖，等到日出之后起床为宜，尤其是老年人一般都气血虚衰，更应如此，使阳气得以内藏；心理上要保持精神情绪的宁静，避免烦扰妄动；老年人可根据自己的体质、爱好进行一些舒缓的活动，最好室内进行，避免剧烈运动出汗导致阳气外泄。并且冬季是冠心病等心脑血管疾病的高发季节，应避免骤寒骤热。

宜吃能滋阴潜阳的食物：饮食上要遵循"秋冬养阴""虚者补之，寒者温之"的原则，"冬令进补"意为顺应冬季"藏"的特性，储蓄精气，保阴潜阳，宜食用一些滋阴潜阳、热量较高的食物，如猪肉、羊肉、鸭肉、骨髓、莲藕、黑芝麻、黑豆、红枣等，亦可根据自身体质，让医生开冬令膏方，来调理身体，平衡阴阳。

但"冬令进补"并非等同于一味地温补，这样易造成中焦脾胃烦热耗伤阴液，导致干燥上火、大便秘结等症，应该在适当温补之中配合萝卜等行气消积的食物，即人们常说的"冬吃萝卜夏吃姜，不用医生开药方"。

补肾养阳特效食谱推荐：排骨莲藕黑豆汤

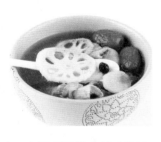

材料

猪小排600克，黑豆200克，藕300克，红枣3枚，
盐、江米酒、姜片各适量。

做法

1. 将排骨清洗干净，放入沸水中煮，去浮沫，去腥味，煮好后从锅中捞出沥水备用。
2. 将黑豆在水中浸泡1小时左右，捞出沥水备用。
3. 将莲藕清洗干净削皮后，切片备用。
4. 将沥水的排骨和黑豆，切好的莲藕片，备好的红枣、姜片放入压力锅中，加入适量清水，煲80分钟左右即可。
5. 煲好后加入适量盐及江米酒调味，搅拌均匀即可出锅食用。

功效

具有助元阳、补精血的作用，对素体虚寒、肾之阴精亏少、阴阳渐衰、阳气不振者尤其有益。

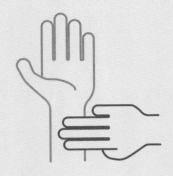

第五章

切脉辨清体质后
如何调养

第一节　气虚体质——气短

体质自测表

得分≥21时，为气虚体质；21＞得分＞17，倾向于气虚体质；17以下为平和体质

1. 是否容易疲乏？	☐	☐	☐	☐	☐
2. 是否感觉气不够用，呼吸时接不上气？	☐	☐	☐	☐	☐
3. 是否容易心慌？	☐	☐	☐	☐	☐
4. 是否容易头晕或站起时晕眩？	☐	☐	☐	☐	☐
5. 是否比别人更容易感冒？	☐	☐	☐	☐	☐
6. 是否喜欢安静，懒得说话？	☐	☐	☐	☐	☐
7. 说话声音是否低弱无力？	☐	☐	☐	☐	☐
8. 是否活动量稍大就容易出虚汗？	☐	☐	☐	☐	☐

备注：没有此项表现得1分；很少出现得2分；有时出现得3分；常常出现得4分；总是出现得5分。

气虚从何而来

气是构成并维持人体生命活动的基本物质之一，推动并调控人体的新陈代谢和各种生命活动。气的生成减少，脏腑功能状态低下，容易出现气虚体质，主要表现为疲惫、自汗、气短、语声低怯等。而且，血的生成、运行及津液的输布都与气有关，所以气虚时不仅会有以上表现，还会夹杂血虚、血瘀、痰湿等症状。那么，气虚体质是如何造成的呢？

首先，先天不足是气虚体质形成的内在因素。父母的生殖之精相结合，形成胚胎，经过母体内气血的滋养，不断发育而形成个体。因此，父母的体质往往对其后代具有重大的影响，如果父母本身就属气虚体质，那么他们的后代先天体质就不会十分强健。另一方面，母亲孕期营养不足，气血生成及运行出现障碍，对胎儿供养不足，也会导致胎儿出生后产生气虚体质。

其次，人的整个生命过程是在后天环境中发生、发展的。因此，后天环境也是气虚体质形成的重要外部条件。

饮食习惯和膳食结构可通过影响机体脾胃运化而影响脏腑气血阴阳的盛衰，从而形成不同体质。气的产生依赖于人体摄入的水谷，饮食不均衡，营养摄入不足，气的生成就会受到阻碍，产生气虚体质。研究发现，饮食不规律、不喜欢温热食物、挑食，经常性进食生冷寒凉食物的人往往更容易形成气虚体质。

所谓"思极伤脾"，若忧思过甚，压力过大，情绪长久处于一种绝望压抑的状态中，容易损伤脾气，脾虚运化无力也会导致人体气的生成不足，形成气虚体质。另外，过度劳累（体劳、房劳、心劳）和过度安逸、久病等也会损伤人体之气，久而久之导致气虚体质。

望闻问辨清气虚体质

望　通过五望辨析，气虚体质的人一般具有以下五种特征：

• 望形体，形体消瘦或偏胖，肌肉不健壮，肉松皮缓，体倦乏力，动则汗出气喘。

• 望面部，面色萎黄或苍白，目光无神。

• 望口齿，唇色淡白，没有光泽。

• 望皮肤，毛发干枯，肤色淡。

• 望舌象，舌淡红，舌质胖嫩，舌边有齿痕。

闻　气虚者语声低怯，细弱无力，声音断续。

问　通过四问辨析：

• 问汗，气虚者卫气不固，常自汗出。

• 问大小便，大便可正常，或虽便秘但不硬结，或大便溏泄、不成形，便后仍觉未尽，小便正常或频多。

• 问私密处，脾气虚中气下陷者可有脱肛表现。

• 问性格，性格内向，不喜说话，情绪不稳定，胆小不喜欢冒险。

脉象特征

气虚体质的人因其体内气不足，无力推动脉管中血液运行，脉管不充盈，主要有以下脉象特点：

沉脉　脉管搏动部位在皮肉之下，更靠近筋骨一侧，因此轻按不能察觉，用中等力度按触搏动也不明显，只有重按才能感觉到较明显的跳动。

细脉　气虚者脉道狭窄，脉细如线，波动小，重按应指尚明显，能分清次数。

迟缓脉　气虚者血液运行缓慢，因此其脉往往沉取仍觉力弱，脉象迟缓无力。

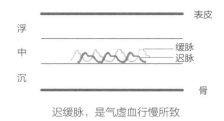

迟缓脉，是气虚血行慢所致

改善气虚体质，应该怎么做

气虚体质者往往正气不足，卫气不固，因此稍稍一动便感到气喘吁吁，汗如雨下，出汗后更容易伤风感冒。想要改善、调理气虚体质，就要补气、养气。

下面，将从日常起居、饮食、情绪、睡眠、运动、艾灸等方面介绍如何来进行补气、养气。

日常起居：现代社会的生活、工作压力大，不少人经常加班加点、夜以继日地工作，这很容易导致身体过度疲劳，损伤正气，时间久了就会产生气虚体质，而本就气虚的人更容易进一步亏损正气。因此，日常作息要有规律，按时睡按时起，饮食有节，尤其对于气虚体质的人，对自己的身体状态要清楚明白，在身体感到疲惫的时候，一定要注意及时休息，等待疲劳感得到缓解。工作繁忙的时候要注意统筹安排，工作之后可以通过听音乐、看电视剧、旅游等方式适当放松，减轻内心压力，这样才能保证体内正气不会进一步亏损。

饮食调养，调理脾胃：通过饮食调养来补气、益气、行气，调理脾胃功能。常见补气食物有大米、糯米、小米、黄米、大麦、土豆、菱角、荔枝、樱桃、葡萄、花生、山药、红枣、胡萝卜、香菇、豆腐、鸡肉、兔肉、牛肉、鲢鱼、鳝鱼等。生谷芽、生麦芽之类，去皮为佳，可用于补益胃气，帮助消化和营养摄入，为气血生化提供物质基础。

"五黄谷物"饮食疗法，补中益气：其中糙米补中益气，玉米调中和气，荞麦消积下气，燕麦疏肝理气，小米固本纳气，五种食材都能培补元气。在饮食中当以杂食五谷为主食，以动物性食物、蔬果为辅助和补充。

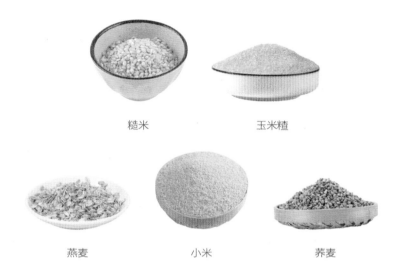

糙米　　　　　　　　玉米楂

燕麦　　　　　　　小米　　　　　　　荞麦

情绪调养，振奋精气神：气虚体质为体内正气亏虚，常常情绪低落，精神不振。畅想美好未来或回忆有趣的往事可以使内心保持愉悦舒畅。遇到不良事件可以适当通过看喜剧、听音乐等方式淡化悲忧、惊恐、紧张等消极情绪。保持心情舒畅、避免过度忧思恐惧，可使气虚体质得以改善。

充足睡眠，补气安神：睡眠是消除疲劳、恢复精力最简单有效的办法，保持充足良好的睡眠有助于补气安神。睡眠时要注意不要对着风口吹风，特别是夏季，出汗后毛孔大开，这个时候邪风容易侵袭人体，使人感冒、落枕，甚至面瘫。

气虚而睡眠较差者，在饮食上可以选用小麦、黄豆、山药、猪心、牛奶、蜂蜜、鱼头、红枣、莲子、小米、大米等养心安神的食物。

睡前可以用拇指按压劳宫穴（在手掌心，握拳屈指时中指尖处）5分钟，也能促进睡眠。

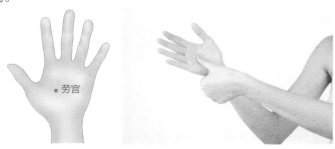

拇指按压劳宫穴

运动调养，气血通达周身：运动有助于气血通达周身，并有助于气的生成。气虚体质者往往喜静不喜动，不利于气血的运行。气虚体质者要根据个人情况，选择散步、慢跑及舞蹈、瑜伽等柔缓运动，太极拳、八段锦等也很适宜。体能偏低的人，运动要适度，循序渐进，少量多次，可益脾肺、固肾气、壮筋骨，逐渐改善气虚体质状态。

艾灸治疗与穴位按摩：选涌泉（足底部，蜷足时足前部凹陷处）、足三里（膝盖骨外侧下方凹陷往下约4指宽处）、关元（脐下3寸处）、神阙（在脐中部）、气海（腹正中线脐下1.5寸）。

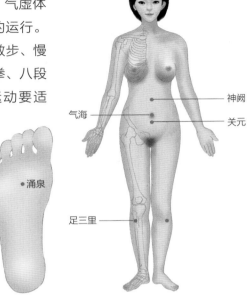

方法：每日1次，每次选穴2～3个，每穴艾条温和灸或温箱灸10分钟。或者按摩以上穴位，每天每穴按摩5分钟。

第二节　阳虚体质——怕冷

体质自测表

得分＞19时，为阳虚体质；18＞得分＞15，倾向于阳虚体质；15以下为平和体质

1. 是否有手脚发冷？	☐	☐	☐	☐	☐
2. 是否有胃脘部、背部或腰膝部怕冷？	☐	☐	☐	☐	☐
3. 是否感到怕冷，衣服比别人穿得更多？	☐	☐	☐	☐	☐

续表

4. 冬天是否更怕冷，夏天不喜欢吹电扇、空调？	☐	☐	☐	☐	☐
5. 是否比别人更容易感冒？	☐	☐	☐	☐	☐
6. 吃（喝）凉的东西是否会感到不舒服，或者是否害怕吃（喝）凉的东西？	☐	☐	☐	☐	☐
7. 受凉或吃（喝）凉的东西后，是否容易拉肚子？	☐	☐	☐	☐	☐

备注：没有此项表现得1分；很少出现得2分；有时出现得3分；常常出现得4分；总是出现得5分。

阳虚从何而来

阳虚型体质指由于阳气虚衰，以虚寒现象为主要特征的一种体质。阳气有温暖肢体、脏腑的作用，阳虚则机体功能减退，容易出现一派虚寒之象，主要表现为时常感到手脚发凉、畏寒怕冷、面色苍白、易疲劳、大便稀、不成形、小便清长、脉沉微无力等。

先天不足和后天失养是阳虚体质形成的两个重要原因。

通常遗传学决定了孩子的五脏六腑功能、气血盛衰、身体素质强弱等，父母本身身体素质不佳，或生育年龄偏高，或母亲怀孕时营养补充不足，胎儿没有得到充分滋养等原因都会导致孩子先天不足、阳气不盛，从而产生阳虚体质。

后天因素中，一味嗜好生冷食物、嗜酒、情绪消极、性生活过度等不良生活习惯，以及年老体衰、重大疾病、药物等长时间作用于人体，损伤阳气，也会导致阳虚体质的形成。久病体虚之人极易耗损阳气，阳气受损后，如果没有及时加以调养，久而久之，就会演变为阳虚的体质状态。

望闻问辨清阳虚体质

望　通过五望辨析，阳虚体质的人一般具有以下五种特征：

- 望形体，阳虚体质者多形体白胖，肌肉松软无力。
- 望面部，面色苍白，不见血色，晦暗无光，气色差。
- 望口齿，唇色淡，齿白。
- 望皮肤，肤色淡白，无血色充盈，毛发易落，易出汗，心肾阳虚者或有水肿。
- 望舌象，舌质淡白，舌体胖大，舌边有齿痕，舌苔白而稀薄滑润。

闻　阳虚者常语声低微，少气懒言，呕吐物清稀无气味。

问　通过四问辨析：

- 问寒热，畏寒怕冷，得温可暖，常伴四肢难温，面白舌淡。

- 问大小便，常大便溏薄，完谷不化，小便清长。

- 问睡眠，常困倦欲睡，精神疲惫，蜷卧喜温。

- 问性格，一般性格沉静、内向、喜静，或胆小易惊。

脉象特征

阳虚脉一般脉弱而缓，以尺脉最为明显。

若尺脉沉而无力，手指按在脉上需重按才可得脉，且脉来迟缓，一息不过四至，乃是肾阳虚。肾阳虚衰，不能鼓荡血脉，推动气血运行，导致尺脉脉位沉且脉来无力。

若尺脉沉弦，重按如按在弦上，指下如绷紧的琴弦跳动顶手，寸脉却弱而无力，为阳虚寒凝于下，常可见腹部冷痛、挛缩、手足不温。

相反，虽然阳虚体质整个脉象都呈现弱脉，但若尺脉弱而无力，寸脉弦紧，则为阳虚寒凝于上，可见咳喘、胸痛、面色青白、胸闷心悸等症。

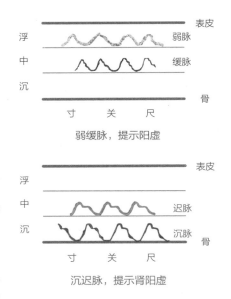

弱缓脉，提示阳虚

沉迟脉，提示肾阳虚

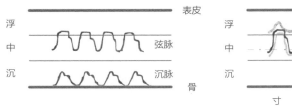

沉弦脉，提示阳虚寒凝于下

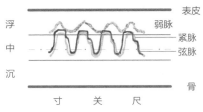

尺弱脉，寸弦紧脉，提示阳虚寒凝于上

改善阳虚体质，应该怎么做

生活起居： 居住环境应朝阳，温暖，空气清新。平素要注意脚、腹部、背部的保暖，多晒太阳，尤其是秋冬季节的时候。平时要饮食规律，早睡早起，避免熬夜，注意调节情绪，多与人交往，避免孤单、悲伤的情绪。多做运动，坚持锻炼，促进血液流通，气血运行。

季节调养： 阳虚体质的人耐夏不耐冬。冬天气候寒冷，加上阳虚体质的人手足难温，平时就怕冷，冬天畏寒症状就越发明显。所以在冬季要更加注意保暖、避风，尤其是脚下、背部及下腹部丹田部位。夏季避免对着电扇空调直吹，温度也应适当调高；在空调房中最好穿长袖长裤，避免经常在外界炎热环境和房内寒冷环境长期停留，也避免在忽冷忽热的环境中停留，以免造成伤风感冒。

饮食调理： 饮食上要多吃热食，少食凉性食物。建议多吃一些温阳补肾的食物，如糯米、大米、黑豆、牛肉、羊肉、虾、茴香、韭菜、生姜、辣椒、花椒等。少食生冷寒凉食物，如冰激凌、西瓜、甜瓜、柚子、绿豆、绿茶等。切忌油腻和肥甘厚味。

运动锻炼： 中医认为"春夏养阳，秋冬养阴"。春夏两季要"夜卧早起"，适当运动，汗出即可；秋冬两季要"早卧晚起"，可在户外练习八段锦、太极拳、五禽戏等调整气机运动。

刺激强肾壮阳穴： 可自行按摩气海穴（肚脐正下2指宽处）、足三里穴（膝盖骨外侧下方凹陷往下约4指宽处）、涌泉穴（足底部，蜷足时足前部凹陷处）等穴位，每日睡前分别揉搓摩擦上述穴位100次，或经常灸足三里穴、关元穴（脐下3寸处），灸至皮肤红晕为度；可适当洗桑拿、温泉浴，睡前泡脚10～15分钟；可适当服用金匮肾气丸。

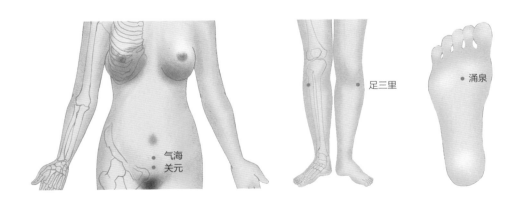

气海
关元
足三里
涌泉

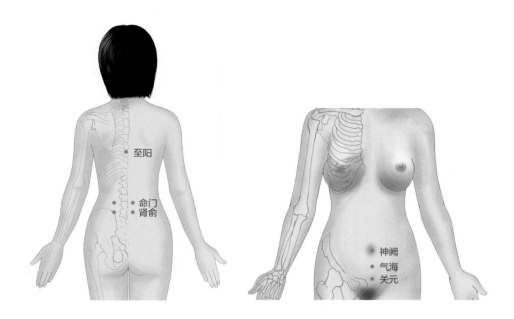

　　艾灸：艾条隔姜灸或隔附子饼灸可以达到温阳补肾的作用，常用大椎穴（低头时，颈后最明显突起处下方凹陷中）、至阳穴（两侧肩胛下角连线中点）、肾俞穴（第二腰椎棘突下，后正中线旁开1.5寸）、命门穴（第二腰椎棘突下凹陷中）、神阙穴（在脐中部）、气海穴（腹正中线脐下1.5寸）、关元穴（脐下3寸处）等穴位，稍感灼痛即更换艾炷，一般灸5～7壮。

　　按摩阴陵泉穴：用拇指按揉阴陵泉穴（小腿内侧，胫骨内侧踝后下方的凹陷中）80～100次，早晚各1次。该穴为土中水，与肾经相关，具有温补脾肾阳气、利尿消肿的功效。如若脾肾阳虚或脾气不升而下陷，导致小便失禁、遗尿，可以取用。如果脾肾阳虚，不能主二便，则配伍关元穴。

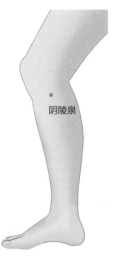
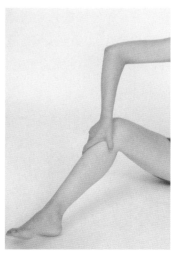

拇指按揉阴陵泉穴

药膳：取当归生姜羊肉汤（羊肉500克，当归10克，生姜5克），炖汤食用，每周2~3次。

药茶：牛奶500毫升、鹿角胶3克、蜂蜜5毫升。将牛奶放锅中加热，在煮沸前放入备好的鹿角胶，小火加热，加热过程中用筷子持续搅拌，待鹿角胶完全烊化后停火，待温后加入适当蜂蜜，搅拌均匀。每天服用2次。

第三节 阴虚体质——缺水

体质自测表

得分>21时，为阴虚体质；21>得分>17，倾向于阴虚体质；17以下为平和体质

1. 是否有感到手脚心发热？	□	□	□	□	□
2. 是否有感到身体、脸上发热？	□	□	□	□	□
3. 皮肤和口唇是否感觉干？	□	□	□	□	□
4. 口唇的颜色是否比一般人红？	□	□	□	□	□
5. 是否容易便秘或大便干燥？	□	□	□	□	□
6. 面部两颧是否潮红或偏红？	□	□	□	□	□
7. 是否时常感觉眼睛干涩？	□	□	□	□	□
8. 是否感觉口干咽燥、总想喝水？	□	□	□	□	□

备注：没有此项表现得1分；很少出现得2分；有时出现得3分；常常出现得4分；总是出现得5分。

阴虚从何而来

阴虚体质是指由于体内津液、精血等亏少，以阴虚内热为主要特征的体质状态，常有形体消瘦，感到喉咙干、口渴，容易失眠，头昏眼花，烦躁，皮肤干燥，盗汗，手脚心易发热等表现。

"阴"是人体内的各种津液，阴虚就是人体内津液不足的一种病理现象。通俗地说，阴虚体质就是体内少水，阴分不足。少水一来会导致阴液濡养、滋润功

能减退，出现干涩干枯；二来阴虚会使阳气相对亢盛，容易内热上火，这也就是中医里为什么常把阴虚和内热结合起来的原因。

形成阴虚的原因很多，先天不足是关键因素，如父母体弱、产妇高龄、早产等因素均可能造成后代先天不足。同时，后天保养不当也是造成阴虚体质的重要原因，如久病伤阴、崩漏、失血、纵欲耗精、积劳伤阴等。另外，过食辛辣香燥生热之物、长期情绪压抑、熬夜过度也会使体内阴气不足，发生阴虚。当然，阴虚也会随着人体的自然衰老而出现。

望闻问辨清阴虚体质

望 通过五望辨析，阴虚体质的人一般具有以下五种特征：

- 望形体，形体消瘦。
- 望面部，面颊潮红或偏红，午后特别明显。
- 望口齿，比常人口唇的颜色更红，或发暗。
- 望皮肤，皮肤较为干燥，面部有皱纹，或四肢皮肤常有白色皮屑脱落。
- 望舌象，舌质偏红、苔少。

闻 若干咳无痰或痰少而黏，不易咳出，可能是肺阴亏虚所致。

问 通过四问辨析：

- 问是否有口干咽燥，总想饮水，常感到眼睛干涩疼痛。
- 问大小便，经常大便干燥，易便秘，小便少而黄。
- 问汗，手足心潮热汗湿，夜间盗汗。
- 问性格，性格急躁易怒，情绪波动大，外向好动，睡眠时间短，容易失眠。

脉象特征

阴虚脉：脉细数。

久病阴虚，阴虚不能制阳，阳亢则虚热内生，脉象表现为细数而力度稍弱。因大量失血出现阴虚症状者，营血亏虚不能充盈脉道，则见脉细，也可有弱脉表现。

所有脏腑出现阴虚的情况均可表现为细数脉，但不同脏腑也有些许脉象上的差异。

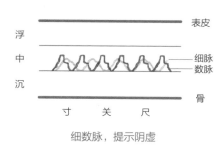

细数脉，提示阴虚

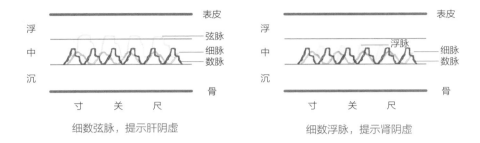

细数弦脉，提示肝阴虚　　　　　　　细数浮脉，提示肾阴虚

肝阴虚，弦脉主肝病，所以除了细数脉之外，还会有弦脉表现。肝主气机，肝阴虚导致气机不畅，脉气因此而紧张，则出现弦脉，指下如按琴弦，脉势生硬。

肾阴虚，不能充盈血脉而见脉细；阴虚阳偏盛而生热，则见脉数。若肾阴虚不能潜阳，阳气浮越，也可见脉虚大而浮。

改善阴虚体质，应该怎么做

日常起居是养阴的根本：居住环境宜舒适整洁，空气流通，光线充足。注意生活作息规律，定时上下床，忌过劳、忌纵欲，保证每日睡眠充足。

夜间睡眠有盗汗症状的人应当避免室内温度过高，睡觉时宜穿柔软吸汗的睡衣。每日睡前用热水洗脚，并用手从里向外搓脚心涌泉穴100次，以皮肤温热舒适为宜，可促进睡眠。心烦、失眠、多梦的人，每晚睡前可以用莲子心热水冲泡，代茶饮用，或每日早晚吃些许核桃仁，可以缓解失眠多梦的症状。睡前最好不要进食，不要喝酒、浓茶、咖啡等容易使精神兴奋的饮料。

善用饮食药物滋阴：不同的阴虚体质者，类型特点也各异，补益方法也就不同。

阴虚类型	辨别症状	对应补益
心阴虚	容易心悸健忘、睡眠差、失眠多梦	可以服用天王补心丹
肺阴虚	会干咳少痰、潮热盗汗	可以服用沙参麦冬汤、生脉饮
肝阴虚	容易胁痛、眼睛干涩、视物昏花	可以服用杞菊地黄丸
肾阴虚	出现腰膝酸软、眩晕耳鸣、小便短赤、男子遗精、女子经少	可以服用六味地黄丸、知柏地黄丸

在饮食调理时，需要根据自身情况，选择最适宜的食物。阴虚体质者的饮食调养要以养阴降火、滋阴润燥为原则，建议多吃甘凉滋润、生津养阴的食物，如桃子、梨、枇杷、梅子等新鲜水果，甲鱼、海参、蛤蜊、鸭肉等富含优质蛋白质的食物，以及富含维生素和膳食纤维的食物。同时，也可酌情服用有滋阴清热、滋养肝肾功效的中药，如百合、枸杞子、桑葚、女贞子、山茱萸、五味子、麦冬、天冬、黄精、玉竹、玄参等。另外，阴虚体质者不可多食牛肉、羊肉这类"热性"食物，远离辛辣、肥甘厚味、香燥之品，防止助火伤阴。

易急躁暴怒，注意情绪控制： 阴虚体质的人容易急躁暴怒，在日常生活中要注意控制自己的情绪。情绪暴躁的时候可以通过听柔和欢快的音乐，参加娱乐活动或与他人沟通交谈的方式来转移注意力，缓解紧张，淡化愤怒或负面消极情绪。

不要剧烈运动，多做柔缓运动： 汗液属阴，如果出汗过多，就会导致人体阴液亏损，造成阴虚。因此，阴虚体质的人不宜进行剧烈运动，应避免高强度、大运动量的锻炼形式，宜选择散步、太极拳、八段锦、瑜伽等柔缓的运动，避免出汗过多，耗液伤津。另外，避免在温度过高或闷热的环境中运动，锻炼时要控制出汗量，注意及时补充水分。

阴虚体质的艾灸及穴位按摩法

艾灸涌泉穴： 涌泉穴位于足底部，蜷足时足前部凹陷处，足底第二、三跖趾缝纹头端与足跟连线的前1/3与后2/3交点上。本穴归属足少阴肾经，可活跃肾经内气、固本培元、通畅全身气血供应。每晚用艾条温和灸双脚涌泉穴10~15分钟，也可以持续按摩5~10分钟，以微微胀热为宜，可帮助安稳入眠，改善神经衰弱、精力减退、倦怠感、妇科病、失眠等。

按摩神门穴： 神门穴位于腕掌侧横纹尺侧端，尺侧腕屈肌腱的桡侧凹陷处。睡前旋转揉按5~10分钟，可以治疗心烦心悸、失眠健忘。

按摩三阴交穴： 三阴交穴在小腿内侧，足内踝尖上3寸，胫骨内侧缘后方。三阴交穴隶属于足太阴脾经，是肝、脾、肾三条阴经的气血物质交汇处，本穴物质有脾经提供的湿热之气，有肝经提供的水湿风气，有肾经提供的寒冷之气，具有健脾益胃、调肝补肾、调理经带的功效。每日睡前用拇指揉按三阴交穴3分钟，至局部酸胀为佳，可帮助改善妇女月经先后无定期、心烦气躁、睡眠质量差等问题。

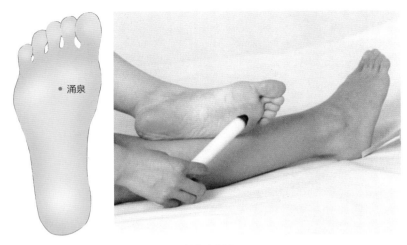

艾条灸涌泉

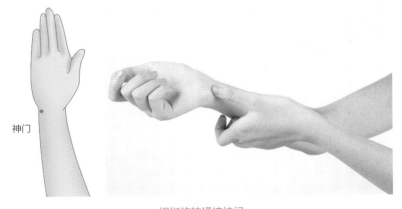

拇指旋转揉按神门

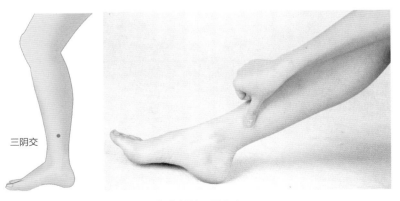

拇指揉按三阴交穴

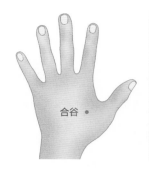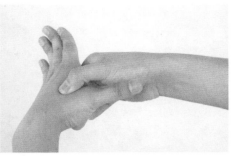

拇指按揉合谷穴

　　按摩合谷穴：合谷穴在手背，第一、二掌骨间，第二掌骨桡侧的中点处，也就是常说的"虎口"。每天坚持拇指按揉双侧合谷穴3分钟，同时配合摩腹，坚持15天左右就能明显改善头痛发热、目赤肿痛、热病多汗等。

第四节　痰湿体质——痰多

体质自测表

得分≥21时，为痰湿体质；21＞得分＞17，倾向于痰湿体质；17以下为平和体质

1. 是否会感到身体沉重不轻松？	□	□	□	□	□
2. 是否有胸闷或腹部胀满的感觉？	□	□	□	□	□
3. 腹部是否肥满松软？	□	□	□	□	□
4. 是否有额部油脂分泌多的现象？	□	□	□	□	□
5. 是否有上眼睑轻微浮肿的现象？	□	□	□	□	□
6. 是否总感觉嘴里黏黏的？	□	□	□	□	□
7. 平时是否痰多，总感觉咽喉部有痰堵着？	□	□	□	□	□
8. 是否有舌苔厚腻或舌苔厚厚的感觉？	□	□	□	□	□

备注：没有此项表现得1分；很少出现得2分；有时出现得3分；常常出现得4分；总是出现得5分。

痰湿从何而来

痰湿，多因脏腑气化功能失调，特别是脾的运化功能出现障碍，导致气血津液运化失调，水湿停聚，聚湿成痰，痰湿内蕴，留滞脏腑，进一步损伤脏腑功能。

另外，每天吃饭无肉不欢，喜欢吃肥甘厚味、辛辣、刺激的食物，喜欢喝冷饮、牛奶，吃奶酪等助湿食物，不喜欢吃蔬果，从而严重损伤脾胃功能，大多数时候又懒得做运动，这些不良生活方式是导致痰湿体质的罪魁祸首。

望问辨清痰湿体质

望　通过四望辨析，痰湿体质的人一般具有以下特征：

- 望形体，体形肥胖，腹部松软，一般都是大腹便便。
- 望面部，面部易出油，汗多且黏，面色黄胖而暗。
- 望眼睛，眼睑浮肿。
- 望舌象，舌体胖大、舌苔厚腻。

问　通过五问辨析：

- 问是否身体沉重，头上像裹了一层布。
- 问是否经常觉得嘴里黏腻或发甜。
- 问平时是否痰多，特别是总感觉咽喉部有痰堵着。
- 问大小便，小便混浊，大便溏软而黏。
- 问平时是否感觉神倦懒动、嗜睡易困。

脉象特征

痰湿体质初期多见滑脉：滑脉指的是阴有余而阳未虚的一种状态，痰湿在人体内属于阴邪，痰湿体质人群在初期或者痰湿较轻的时候，都是属于阴有余而阳不虚的特征，所以常常会出现滑脉，还会伴有口渴喜冷饮、舌红苔黄腻等症状。

弦脉见于痰湿证日久，阳气始衰的脉象：弦脉的出现是胃气衰败的征兆，胃气一般泛指人体正气中的阳气。由于痰湿体质人群痰饮日久，体内痰湿过重，导致湿气黏滞不去，严重阻碍身体气血的运行，加上阳气不足，胃气衰弱，使得推动生发力弱，所以脉象由初期的滑脉转为弦脉，代表身体健康状况正在恶化，身体湿气过重，严重耗损阳气使得阳气渐衰，治疗的过程需要疏肝理气化痰，还需适当培补中气以补阳气之不足。

老痰、顽痰、精血衰少多见涩脉：涩脉常见于痰湿较重的人群，特别是体内有老痰、顽痰、精血衰少的痰湿人群。体内痰湿较重者，由于痰湿停滞体内时间过长，脏腑功能严重受损，气血衰弱，精亏血少，津亏质稠且干，便会形成顽痰、老痰。因为痰湿不仅阻碍气机，还会因为血少而胶固，因胶固而导致气血运行不畅。痰湿体质发展到此阶段，治疗需要滋阴养血、培补元气、软坚化痰以去痼疾，所以痰湿体质之人如果见涩脉是继阳气渐衰之后，精血又现亏少，为虚实夹杂、顽痰久病的阶段。

痰湿体质如何调理

中药调理肺脾肾，运化痰湿：痰湿和人体肺脏、脾脏、肾脏的关系非常密切。所以，要调理痰湿体质，重点是要调理肺、脾、肾三脏。如果肺的宣降功能失调，津失输布及液聚生痰的患者，可以服用二陈汤进行调理；如果是因为脾的健运功能失调，导致脾不能正常运化水湿，湿聚成痰的患者，可以服用六君子汤或香砂六君子汤进行调理；如果是由于肾虚水泛为痰的患者，可以服用金匮肾气丸进行调理。

艾灸刮痧祛痰湿：中医艾灸可以起到调理痰湿的作用，选取一些特效穴位进行艾灸，可以有效调理痰湿体质。另外，也可尝试刮痧，在穴位上涂抹刮痧精油，将刮痧板的整个长边接触皮肤，刮痧板向刮拭方向倾斜30~60度，自上而下均匀地向同一方向直线刮拭，每穴常规刮拭30~50次，以穴位皮肤潮红即可，隔天1次。

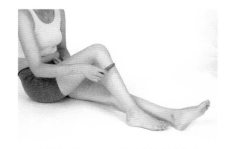

面刮法刮足三里，其他穴位以此操作

- 足三里穴：在小腿外侧，犊鼻下3寸，能够起到祛除痰湿效果。
- 脾俞穴：脾俞穴位于后背，第十一胸椎棘突下，旁开1.5寸处。脾俞穴属足太阳膀胱经，是脾脏散热除湿之要穴，脾脏的湿热之气，借由此处向膀胱经疏散，具有和胃健脾、升清利湿之作用。
- 丰隆穴：在小腿前外侧，外踝尖上大约8寸的位置。"丰"，是大、多的意思；"隆"，是隆厚、隆盛的意思。"痰多宜向丰隆寻"，丰隆穴为胃经的络穴，络于脾脏，刺激丰隆穴能够改善脾脏的功能，调理人体津液输布，使水有所化，痰无所聚，从而达到化痰降脂的作用。

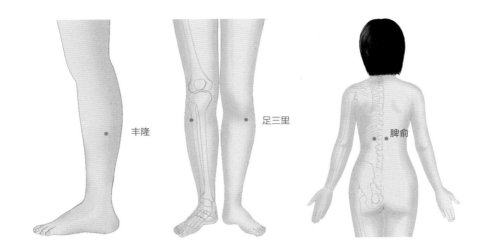

丰隆

足三里

脾俞

　　多吃新鲜蔬果，少吃肥甘厚味食物：痰湿体质者一般都比较肥胖，爱吃肥甘厚味的食物，而且胃口大。饮食疗法上首先要戒掉肥甘厚味的食物，不要喝酒，同时进食时不要暴饮暴食和进餐过快。

　　要注意饮食清淡，多吃些新鲜蔬果，尽可能多摄入可以宣肺健脾、益肾利湿、通利三焦的食材，夏季可适当多喝些生姜茶。

　　适合痰湿体质者食用的食材有芥菜、苋菜、圆白菜、香椿、油麦菜、荷兰豆、山药、生姜、萝卜、荸荠、白扁豆、赤小豆、薏米、冬瓜、鸡胸肉、鲫鱼、鳝鱼、青柠檬、佛手等。

　　加强运动，增强脏腑水湿代谢功能：痰湿体质的人通常身材都偏胖，而且容易困倦，所以要坚持体育锻炼，可以选择散步、慢跑、球类或者武术等运动方式。运动量慢慢加强，不但能让人肌肉变得结实，而且通过适度运动，脏腑功能也会得到提升，身体代谢水湿的能力增强，从而达到改善痰湿体质之目的。

第五节　血瘀体质——长斑

体质自测表

得分≥19时，为血瘀体质；18＞得分＞15，倾向于血瘀体质；15以下为平和体质

1. 皮肤是否会在不知不觉中出现青紫瘀斑（皮下出血）？	☐	☐	☐	☐	☐
2. 面部两颧部位是否会有细微血丝？	☐	☐	☐	☐	☐
3. 是否感觉到身体哪里有疼痛？	☐	☐	☐	☐	☐
4. 面色是否晦暗，或者脸上是否容易出褐斑？	☐	☐	☐	☐	☐
5. 是否容易出现黑眼圈？	☐	☐	☐	☐	☐
6. 是否容易忘事（健忘）？	☐	☐	☐	☐	☐
7. 口唇颜色是否偏暗？	☐	☐	☐	☐	☐

备注：没有此项表现得1分；很少出现得2分；有时出现得3分；常常出现得4分；总是出现得5分。

血瘀从何而来

血瘀体质是指体内有血液运行不畅的潜在倾向或瘀血内阻的病理基础，多以面色晦滞，口唇色暗，肌肤干燥，眼眶黑暗，身体某些部位疼痛，闭经、痛经，经血紫黑有血块等血瘀表现为主要特征的体质状态。血瘀体质的成因主要有以下几种：

先天因素　一个人体质的产生与其先天遗传有关，父母的生殖之精相结合，决定着子代的先天禀赋。因此，若父母体质不好，那么孩子抵御外邪的能力也会相应地受到影响，产生血瘀体质的可能性也大大增加。

长期情绪易怒或抑郁　中医将怒、喜、思、悲、恐五种情绪分别对应肝、心、脾、肺、肾五个脏器，情志因素会对脏腑功能造成一定的影响。肝为刚脏，体阴而用阳，主疏泄。若长期情绪暴躁或抑郁，肝气郁结，疏泄不利，气不行血，导致血液运行不畅，会产生血瘀体质；气郁则化火，火热煎熬人体津液，阴津减少使血液黏度增高，也会产生血瘀体质。

久病或外伤　疾病长期缠绵深入经络，使气血受损，运行迟滞，经络不通而产生血瘀体质；外伤引起离经之血，若不及时医治或医治不当，瘀血不能及时消散，久而久之影响气血运行，出现血瘀体质。

衰老　老年人各脏器功能下降，气血不足，容易产生血瘀体质。

久居寒冷之地　自然条件不同，可形成不同的体质特征。血瘀体质的形成与所处环境的气候具有极大相关性。高寒地区气候寒冷，空气稀薄，寒主收引，血液凝滞运行不畅，就容易导致血瘀体质。

血瘀体质常见以下疾病：高血压、心脏病、脑卒中、抑郁症、偏头痛、肋间神经痛、痛经、黄褐斑、肿瘤等。

望闻问辨清血瘀体质

望　通过五望辨析，血瘀体质的人一般具有以下五种特征：

- 望形体，瘦人居多。
- 望面部，面色晦暗或有瘀斑，面色发黄或发青，常有黑眼眶。
- 望口齿，口唇暗淡或青紫。
- 望皮肤，皮肤干枯粗糙，状若鱼鳞，肤色晦暗或有色素沉着，容易出现瘀斑，头发易脱落。
- 望舌象，舌质紫暗有瘀点，或片状瘀斑，舌下静脉曲张。

闻　瘀血阻遏心神，可能会出现"错语"，即神志清楚，但言语表达不清。

问　通过四问辨析：

- 问疼痛，身体某些部位有固定的疼痛感，如胸胁（两侧肋骨及以下部位）刺痛。
- 问月经，女性月经不调，闭经或经量少，月经来潮时有痛经及乳房胀痛、头痛，经血紫黑有血块。
- 问睡眠，难入睡，睡眠质量差，易醒，多梦等。
- 问性格，性格内向，易情绪低落、烦闷不乐，常无缘无故叹气，或焦虑、急躁健忘。

脉象特征

血瘀体质主要脉象表现为涩脉、结涩脉或结代脉。

涩脉：血瘀体质的人精亏血少，不能充养经脉，脉中气血往来不畅，脉象表现涩而无力；若气滞血瘀，气机受阻，血行壅滞，则脉象表现涩而有力。

结涩脉：血瘀积滞不散，心阳被抑，脉气阻滞而失于宣畅，故脉来缓慢而时有一止，且为结而有力。血瘀阻滞脉道，血脉被遏，也会导致脉气往来艰涩，此系实邪内盛，正气未衰，故脉涩而有力。结脉与涩脉兼见，多见于心脏功能性病变时。

结代脉：血瘀阻抑脉道，血行涩滞所致，脉代而应指有力，结代脉并见，常见于心脏器质性病变。

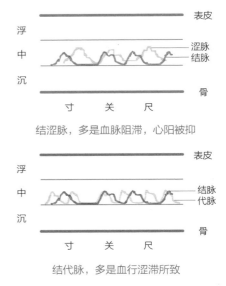

结涩脉，多是血脉阻滞，心阳被抑

结代脉，多是血行涩滞所致

改善血瘀体质，应该怎么做

日常起居温暖舒适，注意保暖：居住环境应温暖舒适，整洁安静。日常作息规律，按时起卧，三餐规律，营养均衡。

寒性容易使人气机收敛，造成肢体疼痛，所以日常生活中要注意做好防寒保暖，特别是小腹、腰骶部和下肢等重点部位，避免寒邪侵体，加重气血瘀滞。夏天不要对着空调或风扇吹冷风，不要在空调房里穿露肩、露膝、露腰的衣服，冬天要注意下肢保暖。

饮食调养，多吃活血化瘀的食物：血瘀体质的人应当常吃具有行气、活血、化瘀作用的食品，如健脾消食、行气活血化瘀的山楂，益气活血的木耳，温阳活血的洋葱等，其他如白萝卜、柑橘、韭菜、桃仁、黑豆、油菜、荠菜、佛手、藕、桃、板栗等也可适当多吃。另外，多喝水、适量饮用红葡萄酒，可以减轻血液黏度，缓解气血瘀滞的症状。

少吃盐和味精，避免血液黏度增高，加重血瘀；避免肥甘厚腻，防止血脂增高，阻塞血管，阻碍气血运行；避免进食寒凉冷冻食品，防止加重血液滞涩。

注意情绪调养，保持乐观心态：血瘀体质的人多有气郁表现，培养乐观情绪，心情愉悦能够使血脉通畅，防止血瘀体质形成。精神愉快则气血和畅，经络气血的正常运行有利于血瘀体质的改善。反之，苦闷、忧郁会加重血瘀倾向。

血瘀体质者平时可以多参加室外娱乐活动，情绪烦躁时可选择轻柔明快的音乐，帮助平复心情。

　　多做有助于气血运行的运动：坚持锻炼，多做有益于血液循环的有氧运动，如跳舞、太极拳、健身操、慢跑、游泳、瑜伽等，能使身体各部位都活跃起来。每次运动应当达到微微出汗的程度，切记避免大量出汗，耗伤阴津，加重血瘀状态。

　　血瘀体质特效穴位按摩：取足三里（在腿膝盖骨外侧下方凹陷往下约4指宽处）、三阴交（在小腿内侧，当足内踝尖上3寸，胫骨内侧缘后方）、曲池（在肘横纹外侧端，屈肘，当尺泽与肱骨外上髁连线中点）、神阙（脐窝正中）、肝俞（在背部，当第九胸椎棘突下，旁开1.5寸）。

　　用指揉法，每日早晚各1次，用大拇指指腹揉搓上述穴位，每次持续5～10分钟，可疏肝理气、活血化瘀，让瘀滞的气血流动起来，正所谓"流水不腐，户枢不蠹"，只有气血畅通了，才能使身体健康。

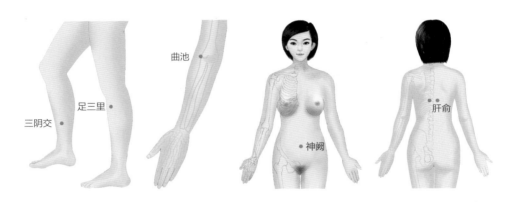

　　刺激膀胱经：膀胱经，全名足太阳膀胱经，共有60多个穴位，是人体覆盖面积最大的一条经络。膀胱经从睛明穴开始，延至后背、臀部，于脚跟止。刺激膀胱经，可以活血化瘀、疏通经络、调气行血，改善血液循环。膀胱经经气旺在申时，即下午3～5点，此时为刺激膀胱的最佳时间。

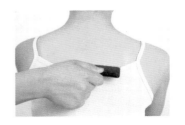

面刮法刮拭膀胱经

　　• 手持刮痧板，与刮拭方向的夹角为45度，以面刮法由下往上轻刮膀胱经。刮痧后注意防寒保暖，防止风邪、寒邪入侵。

　　• 拍打膀胱经，施力要由轻到重，循序渐进，敲打到后背微微发热即可，每天反复拍打3～5分钟。

活血散瘀小药方

【四物茶】

材料

当归9克，川芎6克，熟地12克，白芍10克，红枣3枚，红糖适量。

做法

以上几味药材加水煮沸，小火熬煮10分钟后，加适量红糖调味，可代茶饮。

功效

具有活血养血、祛瘀调经的功效，尤其适宜女性饮用。

【甘麦红枣汤】

材料

甘草10克，小麦30克，红枣50克。

做法

以上材料洗干净后放入锅中，加水，小火慢熬，三碗水煮成一碗水，去渣饮汤。

功效

可养心安神，适用于气郁、血瘀人群服用。

第六节　湿热体质——长痘

体质自测表

得分＞16时，为湿热体质；18＞得分＞13，倾向于湿热体质；13以下为平和体质

1. 面部或鼻部是否油腻或油亮发光？	☐	☐	☐	☐	☐
2. 脸上是否容易生痤疮或皮肤容易生疮疖？	☐	☐	☐	☐	☐
3. 嘴里是否感到口苦或有异味？	☐	☐	☐	☐	☐
4. 大便时是否黏滞不爽、有解不尽之感？	☐	☐	☐	☐	☐
5. 小便时尿道是否有发热感、尿液浓或颜色深？	☐	☐	☐	☐	☐
6. 女性白带颜色是否发黄？	☐	☐	☐	☐	☐
7. 是否感觉到阴囊潮湿？	☐	☐	☐	☐	☐

备注：没有此项表现得1分；很少出现得2分；有时出现得3分；常常出现得4分；总是出现得5分。

湿热从何而来

湿可以来自于外界，如由于气候潮湿或涉水淋雨或居家潮湿，外来水湿入侵人体而形成；也可以来自于身体内部，多数是由于体虚消化不良或暴饮暴食，吃过多油腻、甜食，脾不能正常运化，使水湿内停而产生的。

热也是一种致病邪气，很容易伴随着湿邪胶结在一起，就像用油和面一样。我们平时在长夏湿热季节的时候有一个最明显的感觉就是胃口不好了，这是为什么？《素问·脏气法时论》说过"脾主长夏"，就是说脾容易被长夏的湿邪所困。脾的特性就是喜燥恶湿，所以如果经常饮酒过量、过食生冷食物，影响脾运化水湿的功能，时间久了，必然是湿热混杂，缠绵难解。

在生活中，有很多容易导致湿热体质的推手，首当其冲的就是酒。酒是米、麦、玉米、高粱等和酒曲酿成的一种饮品，是水做的，本身也是湿的，是发酵而成的，会产热。所以，酒是湿热互酿而成，长期饮酒或者饮酒过量都会酿生湿热。所以，要限酒戒酒防湿热。

望闻问辨清湿热体质

望　通过五望辨析，湿热体质的人一般具有以下五种特征：
- 望形体，体形偏胖，最多见的是大腹便便。
- 望面部，面部发黄发暗，或油腻、油光发亮。
- 望口齿，嘴唇红，牙齿黄。
- 望皮肤，皮肤易生痤疮，或者发红、长脓包。
- 望舌象，舌质红，舌苔黄而厚，有的舌面会有像草莓一样的红色小点。

闻　湿热重的人口臭，汗味大，体味大。

问　通过四问辨析：
- 问是否有口干、口苦，舌黏腻。
- 问大小便，湿热重的人，大便燥结或黏滞不爽，异味特别大，臭秽难闻；小便黄赤，颜色很深。
- 问私密处，湿热重者男性多有阴囊潮湿，女性常有白带多、色黄、外阴瘙痒等阴道炎症状，或带下病、尿道炎、膀胱炎等。
- 问性格，湿热重者一般性情急躁，容易发怒。

脉象特征

可以根据脉象的不同，辨别出湿热在哪个部位：

脉弦数有力者，"弦"是指手指就像放置在绷紧的琴弦上，往往是肝脏功能出了问题；"数"是脉搏跳得快些，一呼一吸之间6次以上，往往提示体内有热。故而脉弦数说明肝经有热，湿热在肝胆，常伴有口苦、易怒、两肋胀痛等，易得脂肪肝、糖尿病、血脂异常、急性病毒性肝炎、胆石症、黄疸等疾病。要注意清肝利胆，利湿清热。

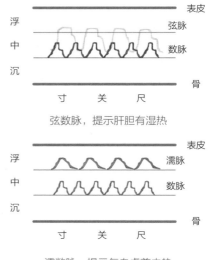

弦数脉，提示肝胆有湿热

濡数脉，提示气血虚兼内热

如果脉象为濡数没有力气，即脉象的表现是位置虚浮、细软而又没什么力气。也就是说脉搏的跳动在表层，轻按能感受得到，但是重按就不明显，似有似无，像是水面上漂浮着的丝帛。这类脉象说明体虚或者有湿气，气血虚兼有内热，湿热在脾胃，常伴有腹胀、恶心、厌食，甚至吃了就吐，腹泻，此时要注意祛湿补虚。

改善湿热体质，应该怎么做

改善外在湿热环境是当务之急：湿闷的环境对身体非常不好，潮湿的空气会影响汗水的蒸散、让人体感温度觉得更闷、更热。

可以依照以下2点做好初步的防范措施：

• 平时便要做好除湿工作，尤其是卧室。人在静卧时气血内敛于深层器官组织，所以对外在环境的调整能力较差，很容易受到外邪侵入，特别是下雨期间更是要除湿。

• 人体静止时不要吹电风扇。因为电扇的风会把空气中的湿气及病原体带到鼻腔、气管黏膜及皮肤，造成感染及过敏反应，尤其是调节能力差的熟睡时刻。有的人夏天喜欢把电扇放在脚下吹，数天后便会感觉全身酸痛，莫可言状，甚至腹胀、腹泻、鼻塞、喉干、头晕，这些都是风夹湿热由脚底附近进入全身的症状。为什么？人体的内外脚踝是肾、肝、脾、胃、胆、膀胱经的聚集点，风湿可以从这里进入全身各大经络、关节、肌肉，当然会加重关节屈伸不利、肿痛等病症。

肠胃湿热的自我调养：中医看来，肠病毒是属于湿热型的外来病邪，容易在内外环境皆是又湿又热的环境中猖獗。

● 用黄连粉加少许水调成泥状贴肚脐，每次贴30～60分钟。这个方法非常适合平常大便不畅、舌苔厚的人，不仅能退腹内火，更能降低肠胃病毒对人体的伤害，尤其是孩子开始有各种肠胃型传染疾病或发热时，可于未感染前或刚感染时先行敷贴，再配合多洗手等卫生习惯，可以有效减缓传染趋势。

● 中药方面，建议用藿香正气散、甘露消毒丹、葛根黄连黄芩汤，三种药粉以1∶1∶1比例，调成泥敷脐，不仅有预防效果，对感染肠胃疾病后，呕吐不止、食水难入或腹泻腹痛不止，皆能有效缓解。

● 用新鲜藿香适量捣碎加蜜凉拌服用。不仅口感好，又可清除因夏季闷热造成的肠胃湿热。

● 柠檬榨汁，加白甘蔗汁以1∶4比例调匀后饮用，可祛除肠胃湿热造成的口渴、口干及维持血压稳定。

● 柠檬1片，加上厚朴6克、香附6克，水煎服，可以有效改善湿热造成的腹胀。

● 荔枝不仅养肝血，更能温肾阳、助命门火，如果下腹常常比较冷，或脚常抽筋，妇女有虚冷型的白带，白天可食用2～3颗，但吃多易上火，将蜂蜜水或将荔枝壳洗净后泡水30分钟饮用，可解这种不适感。

改善湿热皮肤问题：在这种湿热的环境里，常常会头昏目蒙，全身皮肤瘙痒，私密处及胯下都会无端发痒，甚至会有白带增多或异味出现。对治之法，除了不要熬夜晚睡，忌食生冷辛辣外，可及早使用以下外洗方，能改善症状，并防止阴道炎、尿道炎的发生。

● 肤痒外洗方：紫苏12克、连翘9克、钩藤6克，煮开改小火5～10分钟，以毛巾蘸药水擦拭，每隔30～60分钟擦拭一次。

● 坐浴法：苦参根、黄柏各12克，苍术6克，白矾适量。一锅水将前4味药煮开滚小火20分钟，倒入脸盆加水至40～45℃，再倒入白矾搅拌溶解，坐浴将患部浸泡10分钟后淋浴冲净，连续使用至症状改善即可。（提醒：白矾粉末与食盐相似，请妥善放置，切勿混用）

祛除湿热小药方：其实喝茶也可以调理湿热体质，那么，湿热体质应该喝什么茶才好呢？

● 茵陈药茶：这道药茶用料为茵陈10克，绿茶2克，泡水代茶饮，每天适量频服，对于湿热体质表现为胆囊炎的人最为适用，因为它能清热利湿，通腑退黄。

● 苦丁茶：可以常喝，祛湿清热，脾胃虚寒者勿用。尤其针对面部、头部长痘者效果好。

● 茯苓薄荷茶：茯苓块适量，加水煮沸，放入薄荷关火闷1分钟，代茶饮。此茶可以益脾和胃，渗湿利水，调入适量蜂蜜口感更好。适合初秋夏末湿热体质常饮。

● 湿热体质泡脚方：取艾叶、茵陈适量，放入锅中煮水，倒入足浴桶里泡脚30分钟，可以清湿热、消水肿、退黄疸。

> **医师温馨提示**
>
> 湿热体质不可过用寒凉。苦寒药容易伤及脾阳，阻碍脾运化水湿，这样反而会加重湿的情况。在调整体质的用药过程中，应在清泄之中佐以辛温之品，目的在于温脾行气，脾温则流通，气行血行，而无留滞之弊。

第七节　气郁体质——郁闷

体质自测表

得分≥19时，为气郁体质；18＞得分＞15，倾向于气郁体质；15以下为平和体质

1. 是否时常感到闷闷不乐，情绪低沉？	☐	☐	☐	☐	☐
2. 是否时常精神紧张，焦虑不安？	☐	☐	☐	☐	☐
3. 是否多愁善感，感情脆弱？	☐	☐	☐	☐	☐
4. 是否很容易感到害怕或很容易受到惊吓？	☐	☐	☐	☐	☐
5. 是否感到胁肋或乳房胀痛？	☐	☐	☐	☐	☐

续表

| 6. 是否会无缘无故地叹气？ | ☐ | ☐ | ☐ | ☐ | ☐ |
| 7. 咽喉部是否有异物感，且感觉吐不出来也咽不下去？ | ☐ | ☐ | ☐ | ☐ | ☐ |

备注：没有此项表现得1分；很少出现得2分；有时出现得3分；常常出现得4分；总是出现得5分。

气郁从何而来

气郁体质是指由于长期情志不畅，气机郁滞而形成的以性格内向不稳定，忧郁脆弱，敏感多疑为主要表现的体质状态。"郁"有积、滞、阻的不同含义，是一种疾病状态。中医学中将患者内有气机郁滞，外有郁闷不欢表现的状态，称为"郁证"。

那么，气郁体质是怎么造成的呢？

首先是先天因素，若父母为气郁体质，或母亲在怀孕时情绪低落，郁闷不欢，那么他们的子女也很有可能因为先天不足而产生气郁体质。

其次，外在环境、精神状态、饮食习惯、劳逸过度等因素，也会对气郁体质的形成造成影响。现代社会生活节奏越来越快，人们感受到的精神压力也在逐渐增加，一旦受到打击或遭遇不良事件，更容易造成情绪不稳定。若长期情绪起伏过大，气机郁滞，影响肝气疏泄，导致人体气机运行障碍，就会逐渐形成气郁体质。

另外，过食肥甘厚腻、辛辣寒凉等食物，易损伤脾胃，脾失健运，影响肝的疏泄功能，也会使气机郁滞，形成气郁体质。

望闻问辨清气郁体质

望　通过五望辨析，气郁体质的人一般具有以下五种特征：

- 望形体，形体偏瘦者居多。
- 望面部，面色暗黄或苍黄，往往呈现忧郁面容，神情烦闷不乐。
- 望口齿，口唇色暗淡。
- 望皮肤，皮肤没有光泽、血色。
- 望舌象，舌质淡红，舌苔薄白。

闻　气郁体质之人善叹息，常不自觉发出长吁短叹。

问　通过四问辨析：

- 问行为，善叹息，常莫名其妙地叹气，容易失眠，或常有嗳气呃逆。
- 问大小便，大便干燥，小便正常。
- 问疼痛，肩背紧痛，腹部胀满，按之心下及两侧胁部有抵触感或胀痛感，或胀痛位置不固定，气郁体质女性经前常有较明显的乳房、小腹胀痛。
- 问性格，患者多性格内向，或有情志内伤，不得宣泄的病史，情绪低落，郁闷不舒，不善言语，忧郁寡欢。

脉象特征

气郁体质的人一般会呈现短涩、郁滞不畅的脉象。

短脉：短脉主气郁和气机不通，气机阻滞，脉气不能伸展，故脉体短绌，且涩而有力。

涩脉：长期郁闷不舒，肝气郁结，气血运行不畅而瘀滞，多表现为脉势涩滞，往来如轻刀刮竹，脉律不齐且脉力不匀。

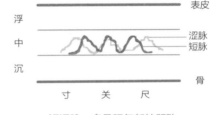

短涩脉，多是肝气郁结所致

凸起：一旦脏腑功能失调，气机郁滞，则在相应的脉位出现凸起，如肝气郁结，郁怒化火，则在左关脉出现圆包样的凸起，按之像鼓起的内部压力较大的气囊。

性格急躁且善抗争者，则"肝火上炎"，常表现为脉体超出腕横纹，出现整体的三部脉位向远心端移位；肝气郁结犯胃者，表现为左手关脉的短涩及右手关脉的凸起；肝气郁结化火，气火下注从小便而出，表现为左手尺脉凸起、短涩。

改善气郁体质，应该怎么做

保证睡眠，接近大自然：气郁体质的人居住环境宜安静舒适，通风透气，避免精神紧张。作息规律，睡前不要饮用茶、咖啡或可可等提神饮品，保证充足的睡眠。平时多参加室外活动，接近大自然，调解郁闷情绪。

多吃疏肝理气解郁的食物：气郁体质的人宜多吃疏肝解郁的食物，如佛手、橙子、大麦等。忌肥甘厚腻、生冷辛辣的食物，尽量避免过食石榴、草莓、酸枣、柠檬等酸涩食物，以免引起气滞。

　　调节情绪，转移注意力：长期气机不畅容易引起乳腺增生、胃肠道病变等。当产生不良情绪的时候，可以通过听一些舒缓柔和的音乐来进行自我调节，也可以通过参加户外活动、发展新的爱好等方式转移注意力，让自己的生活尽可能地更加充实。

　　多参加户外运动，注意调息养神：增加户外运动，坚持进行体育锻炼，如跑步、登山、游泳等较大强度的运动方式，或八段锦、太极拳等舒缓运动以调节情绪、调息养神，通过运动推动气血运行，促进肝的疏泄功能，增强体质，改善郁闷的情绪状态。

　　推肝经，疏通肝经：中医讲肝主疏泄，肝气一通，百脉皆通，然而肝气最容易受情绪影响，不开心容易形成肝郁，肝气一旦郁结，就会更不开心。通肝经，重在一个"推"字，可起到通经活络、行气活血、疏肝理气解郁的作用，可在一定程度上缓解气机郁滞、情绪郁闷的状态。

　　● 推脚：先左脚后右脚，从脚背处向脚趾的方向推，用点力气，让它有酸痛的感觉，每只脚各50遍。

　　● 推腿：坐下，先把左腿弯曲，膝盖放平，双手掌交叠按在左大腿根部内侧，稍用力向前推到膝盖，先左后右，各50遍。

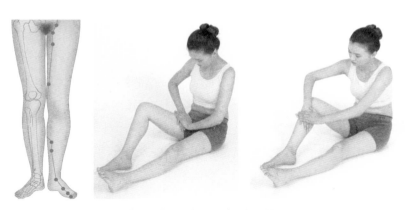

双掌交叠推按肝经，从大腿根部推至膝盖

第八节 特禀体质——过敏

体质自测表

得分＞19时，为过敏体质；18＞得分＞18，倾向于过敏体质；18以下为平和体质

1. 即便没有感觉是否也会打喷嚏？	☐	☐	☐	☐	☐
2. 是否会因季节变化、温度变化或异味等因素而咳喘？	☐	☐	☐	☐	☐
3. 是否容易过敏，包括接触药物、食物、气味、花粉，或者季节交替、气候变化时？	☐	☐	☐	☐	☐
4. 皮肤是否会起荨麻疹？	☐	☐	☐	☐	☐
5. 皮肤是否因过敏出现过紫红色瘀点、瘀斑？	☐	☐	☐	☐	☐
6. 皮肤是否一抓就红，并出现抓痕？	☐	☐	☐	☐	☐

备注：没有此项表现得1分；很少出现得2分；有时出现得3分；常常出现得4分；总是出现得5分。

过敏从哪里来

从环境上来说，归咎于花粉、霉菌、病菌，以及空气污染等，如果居住环境发现有发霉的地方，皮肤上就会密布小疙瘩，而且痛痒难忍，有的人甚至会出现类似哮喘的症状。出现这种紧急情况，除了要对环境和用品进行严格消毒，还要用含有激素的喷剂进行暂时缓解。

中医认为，过敏症根源是肺肾两虚，比如一些人好吃冷饮，必定损伤肺脏和脾胃功能；性交过度，必定损伤肾精。肾精亏损，必定引起肺气不足，肺肾两虚易导致哮喘。肺主皮毛，肺肾两虚，湿气外泛，还容易引起皮肤过敏；本身父母就是易过敏体质，所生育的子女有很大可能会出现因遗传因素和先天因素造成的过敏体质。

望闻问辨清特禀体质

望　通过二望辨析，特禀体质的人一般具有以下特征：

• 望形体，一般无特殊形体特征，或偏瘦弱。

• 望皮肤，可有青眼圈，皮肤湿疹，荨麻疹。婴幼儿有奶癣史，经常身上痒，长疙瘩。

闻 过敏性哮喘会有相对粗重的喘息声。

问 通过三问辨析：

• 问行为，跑步或者大笑后，会咳嗽；晚上睡觉经常容易出汗；走路或上楼梯时，容易气喘。

• 问症状，经常揉眼睛、流鼻涕、打喷嚏，次数频繁，一般会连续打3个以上。

• 问家族病史，父母或兄弟姊妹有过敏史。

特禀体质的脉象特征

弦滑数脉：弦滑稍数，伴有皮肤起红疹，多是血热蕴湿，湿热结毒，发为湿毒疡，形成过敏性皮炎，治疗上需清热凉血、解毒利湿。

濡弱脉：脉象濡弱，伴有鼻炎易反复发作、头重头昏、气短畏寒、四肢困倦，胃纳欠佳，多是肺虚寒性过敏，这是因为肺主呼吸，不耐寒热，易受外感风寒热等病邪侵袭而造成皮肤及呼吸道等问题。不管是皮肤过敏、呼吸道过敏、气喘，都需要从肺着手调理。

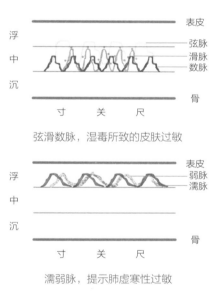

弦滑数脉，湿毒所致的皮肤过敏

濡弱脉，提示肺虚寒性过敏

改善特禀特质，该怎么做

及时找到生活中的变应原：人体内有免疫系统，当外来病原体侵入人体时，人体的保护性免疫反应就会启动，清除入侵物。而特禀体质者的免疫反应灵敏度超出了应有的程度和范围，会将一些对人体不会产生伤害的外来物质，视作入侵者并对其进行清除，由此造成机体的某些正常功能受到损害，从而引发局部甚至全身性的过敏性反应。患者通常会对花粉、气味、食物等产生过敏反应，出现打喷嚏、哮喘、瘙痒、荨麻疹、过敏性紫癜等症状及疾病表现。所以生活中，特禀体质者应及时找到变应原，并且避开这些可能引起过敏反应的物质。

● 日常生活中，尘螨的排泄物被分解为极微细的粉尘，附着在床单、枕头、地毯或窗帘上，一旦被吸入鼻腔或肺部，容易引起鼻炎、哮喘发作，所以应勤用60℃以上温水清洗床单和枕套。

● 花粉、柳絮、草籽等一旦与鼻腔内壁或咽喉内壁接触，就容易引起过敏，所以在花粉季节外出时需要戴口罩和有镜片的眼镜，尽量不要戴隐形眼镜。

● 保持居室空气流通，并监控温度及湿度，室温25～27℃、湿度40%～50%适宜。

以益气固表为原则调补：过敏性疾病的产生与食物选择不当关系密切。特禀体质者一定要饮食清淡，荤素搭配合理，多吃益气固表的食物，最好常吃糙米和蔬菜，能有效防止过敏症状的发生。另外，过敏体质的人应控制荞麦、蚕豆、白扁豆、牛肉、鹅肉、鲤鱼、虾、蟹、芒果、花生、酒、辣椒、浓茶、咖啡等食品的摄入量。

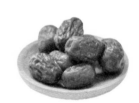

四种特效抗过敏食物，推荐如下：

红枣：红枣中含有抗过敏物质，有阻止过敏反应发生的作用。有过敏症状的患者可生吃或水煎服用，每日10枚。注意水煎时不宜加糖，掰开为好，可以经常服用，直至过敏症状消失为止。

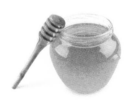

蜂蜜：蜂蜜中含有的蜂毒，在临床上被用于支气管哮喘等过敏性疾病的辅助治疗。另外，蜂蜜里含有一定的花粉粒，经常喝会对花粉过敏也产生一定的抵抗能力，每天坚持喝一勺蜂蜜就可以帮助远离伤风、气喘、瘙痒、咳嗽及干眼等季节性过敏症状。

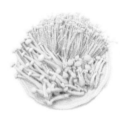

金针菇：金针菇菌柄中含有的蛋白可以抑制哮喘、鼻炎、湿疹等过敏性病症，经常食用金针菇，能帮助排出重金属离子和代谢产生的废物及毒素，强化免疫系统功能。

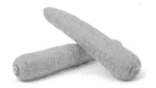

胡萝卜：胡萝卜中的胡萝卜素对预防花粉过敏症、过敏性皮炎等过敏反应有一定帮助。

特禀体质特效食谱推荐：鳝鱼煲猪肾

材料

鳝鱼250克，猪肾100克，盐、生姜各适量。

做法

先将鳝鱼清洗干净后切段，猪肾清洗干净；之后将
鳝鱼段、猪肾与生姜放进瓦煲内，加入清水2000毫
升，大火煮沸后，改为小火煲2小时，加入适量盐即可食用。

功效

可益气固表、温肾健脾，对过敏性鼻炎有一定食疗效果，也是春夏时节的养生汤，
可以经常服用。

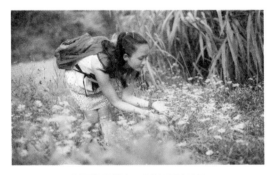

春天踏青赏春，要注意防过敏

　　春季要谨防过敏： "春三月，此谓发陈。天地俱生，万物以荣。夜卧早起，广步于庭"。阳春三月，终于又到了春暖花开的时候，天地万物重现生机勃勃，正是踏青赏春的大好时光。可是春天并不只是带来无尽的欢愉，因为春天是流行性感冒、皮肤传染病等疾病较多发、病情也较复杂多变的季节。飘散在空气中的花粉，对于过敏体质的人，极易引发皮肤瘙痒、红肿，甚至哮喘、呼吸困难等症状。

　　例如，"桃花癣"是具有季节特征的皮肤病之一，多发于阳光明媚、花香四溢的春天，此时用手摸能感觉到皮肤明显的粗糙，并出现孤立的钱币大小的斑块，色斑上有白色鳞屑，有的人还会觉得皮肤发烫发痒。其实，"桃花癣"不是通常所说的"癣"，而是一种因为某种花粉，或者是日晒、季节性温度变化而引发的过敏性皮肤炎症性反应。

　　过敏性皮炎多是因为气虚，风邪侵袭时损伤皮肤而发病。春天阳光充足、阳

气生发，外邪过盛，而皮肤最易被风邪侵袭。所以，用黄芪、桂枝、白芍，加当归、川芎、丹皮，还有祛风药荆芥、防风，止痒专药地肤子、白鲜皮等，诸药合用效果最佳。

春季是万物萌生阳气生发的季节，大自然生机勃勃，人也应该稍晚些睡觉而早些起床。更应该加强户外运动，踏青赏美景，调神养气，顺应阳气生发，也可以促使身心汲取动力，保持生机。这一养生之道适合所有人，而对于特禀体质者，更是可以通过早早起床，趁露水尚未干，空气湿润，通过散步、赏花、郊游等室外活动，促进新陈代谢，加速血液循环，调节机体的免疫力。

过敏体质的人在饮食上也应注意"光敏性食物"的摄取，比如香菜、芹菜、油菜、芥菜、无花果、柠檬等都属于光敏性食物。吃了这类食物之后，皮肤对日光的敏感性有可能增强，更容易引发过敏性疾病。因此，过敏体质的人要少吃或不吃光敏性食物，以免使本已非常敏感的皮肤雪上加霜，导致病情加重。

常备急救药——消风散

在特禀体质家庭中要与过敏症做持久战，所以备足应急药物是必不可少的。当出现过敏症状时，首先以药物消除症状，当症状得到控制之后，再加以健脾补肾调理体质。

消风散具有疏风除湿、清热养血的作用，对风疹、湿疹、皮肤瘙痒有很好的疗效。风疹和湿疹是由风湿或风热之邪侵袭人体所致，在治疗上应以疏风为主，以清热除湿为辅，消风散由当归、生地、防风、蝉蜕等药物组成，是一剂治疗风疹、湿疹的良方。家庭中常备消风散，对控制病情发展起着重要作用。

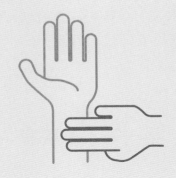

第六章

切脉厘清病症，
常见病靠脉象便知

脉象可以说是人体生命的监测器。脉象虽然不是诊病的唯一依据，却也是诊病的重要依据。一旦掌握，脉诊的辨证准确度及其所见范围（不仅仅局限于生理，甚至包括心理）都更好。即便是作为日常辨证时的辅助方式，也可为一些疑难病症的诊断提供依据。

第一节　心脏病

据调查，我国患心血管病的人数高达2.9亿人，并且死亡率居首位，此类疾病特别容易发生在中老年人身上。

认识什么是心脏病

从中医方面来讲，心脏病包括三个方面：

一是心悸　它也是西医中心律失常、心功能不全等疾病的主要症状，心悸主要表现为心神不宁，并且容易惊恐，心跳剧烈并且有时呈阵发性或者持续不能缓解，常伴随胸闷不适等。

二是胸痹　提起胸痹大家可能会有点陌生，但是西医中的冠状动脉粥样硬化性心脏病，心绞痛、心肌梗死大家都很熟悉，它们都与胸痹关系密切。胸痹的症状比心悸要更为严重，它主要以胸部闷痛为主症且经常发作，而且持续，不易缓解，也经常放射至腰背部、胃部等，最严重时可发生猝死。所以，及时识别胸痹很重要，做好预防，及早治疗。

三是真心痛　相当于西医中的心肌梗死，是由胸痹发展而来，也是胸痹的重症，真心痛的疼痛时间更长，疼痛的程度更剧烈，并且久久不能缓解，极易发生猝死。在生活中，我们要积极预防其他心脏病向真心痛发展。

不同类型心脏病的脉象表现

滑脉涩脉：滑脉的特点是行脉流利，在指下的感觉是脉象圆滑如珠走盘。动脉硬化、冠心病的人脉象多为滑脉，并且指下的感觉偏硬，在胸痹中，痰多且黏，阻于心，脉象表现一般为滑脉。

涩脉是行脉不畅，指下感觉如轻刀刮竹。老年人出现涩脉要考虑动脉硬化导致脉管狭窄血流不畅的情况。如在胸痹中，瘀血阻于心脉，导致血行不畅，会出现涩脉。

迟脉、数脉：迟脉、数脉都常出现在有心脏病的人，尤其是有心肌炎或心肌炎后遗症的人身上，最大的症状就是心悸。

迟脉的特点是一息四至以下，就是说一呼一吸脉跳少于4次，即每分钟60次以下。当然，一些运动员或身体素质好的人心跳略缓，这是正常的，在心悸中久病体虚的人脉多迟。

数脉特点是一息五至以上，就是说一呼一吸脉跳动5次以上，即每分钟90次以上。在心悸中，有热证、阴虚内热者可出现数脉。

心脏病的日常调养

生活起居要静养：心脏病患者居住的环境光线应该柔和，避免强光和噪声的刺激，严重者应该卧床休息。另外，心脏病患者在变换体位的时候，比如起床、站立应该缓慢，避免头部过度或剧烈动作；要做好保暖工作，预防感冒；保证充足睡眠，适当进行体育锻炼，增强自身体质。

饮食宜清淡，多吃蔬果：饮食应该清淡、易消化，并且富有营养，多吃一些蔬果，忌食辛辣、刺激、肥厚的食物，例如肥肉、辣椒等。痰多者应该限制盐的摄入，并且吃一些芹菜、冬瓜、赤小豆等健脾运湿的食物；肝火旺盛者应该吃一些菊花、芹菜、白萝卜等，以平肝降火；阴虚者可以吃黑豆、芝麻拌菜等以滋阴。

第二节　高血压

高血压常见于中老年人，经常会引起头痛、头晕等，严重时还可以引起心脏病，例如动脉硬化，威胁中老年人的生命，所以在日常生活中，要时刻警惕血压升高，及时治疗。同时，对于高血压我们要有一个正确的认识，准确判断，在生活中做好调养。

什么是高血压

高血压的病因：高血压的病因至今尚不明确，但是很多危险因素可以引起高血压，例如肾小球肾炎、绝经期综合征、主动脉瓣关闭不全、颅脑病变、脑外伤等，一些妊娠女性有妊娠期高血压。诱发因素也很多，例如肥胖或超重、过度饮酒、体力活动较少、长期处于精神紧张状态，还有一些遗传因素等。

高血压的症状：高血压除了常见的头痛、头晕外，还可以诱发心脏方面的疾病，如心律不齐、动脉粥样硬化等，还有呕吐、耳鸣、失眠、乏力，以及脑血管疾病如脑出血，严重危害生命，长期高血压会造成肾脏衰竭，所以高血压患者在日常生活中要极其注意。

高血压的判断标准：在未使用降压药物的情况下，有3次不同时间段诊室血压值（指患者在医疗机构测量的血压数值）均高于正常，即收缩压（高压）≥140毫米汞柱和（或）舒张压（低压）≥90毫米汞柱，则可诊断为高血压。

高血压的脉象表现

高血压患者的脉象多为弦脉、紧脉、滑脉、细脉、涩脉。

弦脉或紧脉：高血压的脉大多为弦脉或紧脉。弦脉的特点是比较硬、比较紧，所谓端直而长，如按琴弦，就是说按在指下感觉脉直而长，就像按在琴弦上一样，比较硬且发紧，硬而有力。紧脉的特点是脉体细而急，状若按绳索。这是因为心搏出量增加，动脉阻力增加所致。

滑脉：高血压患者的脉象如玉珠走玉盘一样，往来流利，是心搏出量增加、血流量增多所致。

细脉：如果高血压患者的脉象如同细小的河流一样，沉软但始终能摸到，则为细脉，多是心搏出量下降，周围动脉收缩所致。

涩脉：高血压患者的脉象像轻刀割竹的感觉一样，往来不顺畅，是因为血流速度减慢，血液黏度增加所致。

高血压患者早期多同时有滑脉、紧脉，中期及重度高血压患者可兼细涩脉，沉脉多见于较肥胖的高血压患者，轻轻地摸感受不到，重按才能摸到。不同的高血压患者脉象也因人而异。

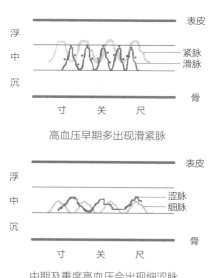

高血压早期多出现滑紧脉

中期及重度高血压会出现细涩脉

但有一点要记住，血压高的人如果清晨及傍晚经常检查自己的脉，发现弦或紧脉，就应量血压，看看是不是血压异常，数值升高就应看医生，或赶快服药。注意：脉越紧，血压可能越高，尤其重按脉紧硬而长，这样的脉大多数是血压高，至少舒张压高，并且常常在100毫米汞柱以上。

高血压的日常调养

饮食宜清淡，限制盐和脂肪的摄入：多吃一些水果蔬菜，少吃油腻的食物，特别是动物脂肪和内脏；每餐吃得不宜过饱；戒烟戒酒；睡前少喝浓茶和咖啡，以免引起血压高。

合理休息，适量运动：保持充足的睡眠，避免过度劳累。同时要控制体重，适量运动，如打太极、慢跑、散步等，以活动后不感觉疲劳为度。

经常测量血压：高血压患者家里最好备一台血压测量仪，每天测量血压。

保持良好的情绪：情绪不稳定与过度紧张可以诱发高血压，所以要控制情绪，保持良好心情，多参加一些娱乐活动，知足常乐。

通过经络按摩来降压

经络通畅，血流舒畅，血压就会正常。而血压不好，多是肾阴不足、肝阳上亢所致，按摩相关穴位可有效预防血压升高。

百会穴：在头顶正中央，前发际正中直上5寸，是百脉的交会点，有助于调整全身血脉，可有效调节血压。

太冲穴：在第一、二跖骨间，跖骨结合部前方凹陷中，或触及动脉波动处。可疏肝养血、平肝泄热，有效缓解情绪压抑。肝为"将军之官"，主怒，肝好脾气好，血压自然就好。

三阴交穴：位于小腿内侧，踝关节最高点再往上3寸（约4根手指并拢的宽度）。是肝、脾、肾三经交会处，可有效调整三经三脏功能，对全身气血有很好的调整作用，可安眠、稳定血压。

当血压过高时，可按这些穴位进行降压，具体方法：用拇指或食指指腹垂直向下按压穴位，注意不是用指尖使劲扎，力度自己感觉舒服就好，但不要太轻，否则没有效果，以有酸、麻、胀、重的感觉为佳，每次每穴1分钟左右，每天按摩2～3次。

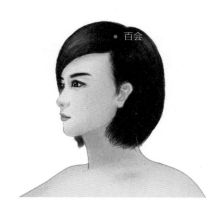
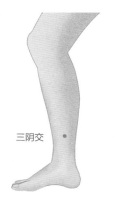
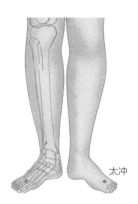

第三节　感冒

　　阿嚏，"又感冒了！"经常会听到身边的朋友亲人这样说。感冒普遍存在于我们身边，大多数人都认为感冒不是什么大事，就是受凉了，殊不知引起感冒的原因也有很多，不同类型的感冒脉象也有所差异。感冒迁延不愈会造成严重后果，所以做好感冒的日常调养很重要。

感冒有哪些分型

　　感冒的症状我们大多数人都经历过，例如鼻塞、流涕、咽痛、浑身酸痛不适、发热、全身疲乏无力等。

　　不同类型的感冒所表现出来的症状也不同，就像我们平常所说的受凉一样，受凉引起的感冒属于风寒感冒，一般发热较轻，但是怕冷、无汗、头痛、鼻塞、咽痒或者流清涕、咳嗽。

　　引起感冒的病因还有风热、暑湿、气虚、阴虚。

　　风热感冒，一般与前面风寒所引起感冒有些症状相反，风热引起的感冒发热比较重，但是怕冷比较轻，出汗比较多。

　　暑湿感冒，顾名思义就是夏天或者是秋天感受酷暑、湿气所引起的感冒，它的症状主要为心烦口渴、身体热，并且会有腹胀等。

　　气虚感冒、阴虚感冒都是我们自身体质虚再加上受寒或者身体内有燥热所引起的感冒。气虚感冒的症状，主要是咳痰的时候没有力气，并且平时神情疲惫，体质虚弱，总感觉浑身冷。阴虚感冒主要是以心烦、口干、头昏、身体热为主。

感冒的脉象表现

感冒表现为有表证，即有头痛、脉浮、流涕。感冒的脉象多是浮脉，就是轻按就可以感觉到脉跳动，重按稍减。

浮脉又可以分为两种，即浮缓、浮紧。浮缓一般指的是伤风感冒，三根手指放在寸口处，可以清楚地感觉到脉就在皮肤表层，用力按会有软软的感觉。浮紧脉就是感觉自己被束缚住了，发紧，这种浮脉也是稍微用力就能感觉到，而且感觉脉就像是一根绷紧的绳子，浮代表在体表，紧是因为寒邪凝滞收缩所致。

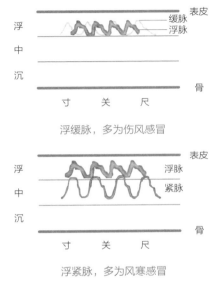

浮缓脉，多为伤风感冒

浮紧脉，多为风寒感冒

如果出现虚脉，即脉浮但是按下去没有阻力，感觉没有力气，很空虚。感冒中的气虚感冒是因身体虚弱所致，尤其是体虚或年老体弱的人感冒就容易出现这种脉象，浮但是没有力气。

感冒的日常调养

日常生活起居应多注意：生活起居保持环境舒适整洁，室内空气清新，同时要避免直接吹风，以免导致感冒加重。风寒感冒和体虚感冒的患者可以多加一些衣物。风热感冒和暑湿感冒的患者，室内应该通风凉爽，有发热、浑身酸痛的患者应该卧床休息，避免过度劳累。体虚感冒者，平时应该加强锻炼。

饮食以清淡，有营养，易消化为主：风寒感冒的患者适宜吃一些热食，忌吃生冷油腻食物，多喝热稀粥，或者是用糯米、生姜、葱白做葱姜粥，趁热食用；风热感冒的患者多吃水果和蔬菜，如果口渴多汗，还可以喝淡盐水、冬瓜汤等。体虚感冒的患者可以选滋补类的食物，例如气虚感冒可以选山药粥、黄芪红枣粥等；阴虚感冒的患者可以食用枸杞子、山药等。

第四节　糖尿病

提起糖尿病，很多人都心生畏惧。无论是糖尿病的"三多一少"，还是它的并发症，都对我们生活产生很大的影响。糖尿病患者不但要每天用药，更要时刻密切监测自己的病情，在生活习惯各方面加以注意，以防病情恶化，对生命造成威胁。

认识什么是糖尿病

糖尿病在中医上叫作消渴，中年人多发。首先引起消渴的原因有很多：

• 自身体质虚弱，阴虚体质最容易得消渴。

• 饮食不节，长期食用肥腻的食物或者爱饮酒、喜辛辣，损伤脾胃，导致脾胃运化失职，耗伤津液，形成消渴。

• 情志方面的因素，长期过度的精神刺激，例如忧郁恼怒，日久化火，消耗肺胃津液，形成消渴。

• 劳欲过度，房事没有节制，导致肾精亏损，虚火升长，最后造成肾虚肺燥胃热，形成消渴。

消渴的症状主要以多饮、多食、多尿、形体消瘦为主，也就是我们常说的"三多一少"或者尿有甜味，经常口渴。消渴的并发症多且严重，有眩晕、恶心、腹痛、脑卒中、昏迷、晕厥、疮痈等，所以我们要密切关注病情。

糖尿病的脉象表现

糖尿病的脉象以数脉、滑脉较多见。

数脉：在糖尿病患者中摸到的脉象一般每分钟跳动在90次以上，主热证，为数脉。糖尿病初期病症主要以口渴为主，多是由于肺热盛、耗伤津液所致，所以会口干舌燥、多饮，又因为洪脉多是热盛导致，所以脉象为洪数。到了糖尿病中后

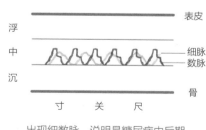

出现细数脉，说明是糖尿病中后期

期，肾虚导致阴虚火旺，气血不足造成中后期脉象多为细数脉，主要表现是尿量增多、津液亏耗导致皮肤干燥、瘙痒等。

滑脉：如果糖尿病患者的脉象往来流利，像玉珠滚玉盘一样，则为滑脉。滑脉有力多与饮食有关，饮食辛辣肥腻的食物导致胃火盛，消耗津液，所以经常感到饥饿。

细脉：糖尿病后期会出现细脉，脉象如同细小的河流流过。脉象为细脉且无力，糖尿病患者中多是由于肾功能失调，不能约束水液，导致小便频繁，甚至可以达到饮一尿二，津液不足，又可导致面色发黑等症状。

糖尿病的日常调养

生活起居应该合理安排，保持每天一定的运动量：衣服鞋袜尽量宽松，寒冷的季节要注意四肢保暖，特别是要做好足部的护理，保持卫生，剪短指甲，避免皮肤的抓挠，避免鞋和袜子过紧。同时也要注意视力的变化，定期检查眼底，因为糖尿病可引起眼部疾病，所以要及时检查。

严格控制饮食：定时、定量进食，避免随意添加食物。忌食辛辣肥腻的食物和甜食、烟酒等。主食以米面和杂粮为主，多吃一些新鲜的蔬菜。食物的制作方式尽量以煮、蒸为主，避免油炸；制作食物的用油可以用植物油代替。阴阳两虚的患者可以吃一些黑豆、黑芝麻等补肾助阳，肾阴亏虚的患者可以食用枸杞粥、黄芪瘦肉粥等。

要学会控制情绪，积极配合治疗：保持情绪稳定，尽量避免急躁或者悲观心理，养成良好的行为习惯，有效控血糖，减少并发症。

中药汤剂一般适宜温服：降糖药物遵医嘱按时准确服用，一般在饭前30分钟服用，注射用药后30分钟应该进食，以避免低血糖的发生。

第五节 胃病

在这个快速发展的社会，我们每天都为生活奔波，步履匆匆。因为忙碌饮食时间不定，也时常饥一顿饱一顿，甚至是边赶路边吃东西，久而久之，肠胃就会出问题。大多数人对胃病不重视，胃部不适时只是草草吃药，未必就能对症，反而给胃造成更大的伤害。如今得胃病的人逐年增多，以中青年为主，因此需要增加对胃病的认识，并对其进行足够的重视。

认识什么是胃病

胃病，是许多与胃相关疾病的统称。中医上所说的胃病常见症状为胃痛、呕吐、呃逆。

胃痛发病率比较高，以中青年为主，与气候、情志、饮食、劳倦等有关。胃痛的主要症状是上腹胃部近心窝处发生疼痛并伴有食欲不振、恶心、呕吐等症状，多反复发作，且有上面所提到的明显诱因。

呕吐也是与胃相关的疾病，它形成的病因与胃痛相似，症状主要以呕吐为主，呕吐物多为食物、水或者是痰液，有时也会干呕，就是光呕没有食物。也常伴有恶心、胃部不适、反酸等症。

呃逆主要是指胃气上逆所引起的，可以理解为平常说的打嗝。主要表现为喉间呃呃不断，声音短且频繁，不能抑制。

胃痛的脉象表现

滑脉：如果摸到滑脉可能是胃内有宿食，因为滑脉主痰饮、食滞等证。饮食堆积停滞导致气机不顺，浊气得以向上，引起胃部疼痛。如果呕吐出现滑脉，则可能是痰液饮食在胃中停滞所致。

弦脉：如果胃痛时摸到了弦脉，可能是肝气郁结所致，这是因为情志不畅，肝气郁结，得不到疏泄，会犯胃而引起疼痛。如果呕吐时摸到弦脉，是因为呕吐中肝郁气滞不通，胃的通降功能受阻，肝气同样得不到疏泄，导致两肋胀痛而形成弦脉。

涩脉：如果胃痛时摸到了涩脉，多是因为气滞导致血瘀，本应该离开的血液停积在胃中，形成瘀血导致了涩脉。

数脉：如果胃痛时脉搏每分钟在90次以上，可能是胃热所致，因为数脉主热证。脉搏有力为实热，没有力为虚热，例如胃痛中，肝气郁结，时间久了就会化为热，肝胃均热，为实证，故脉象为数脉。

胃病的调养

居住环境整洁、安静，温湿度适宜：胃痛虚证的患者应该多休息，避免过度劳累而消耗正气；脾胃虚寒的患者，居住环境宜温暖，要注意胃部的保暖，避免受风寒。同时，胃热的患者居住环境应该清凉，光线柔和；呕吐的患者要及时清理被污染的衣服，让患者头转向一侧，以防止呕吐物入气管引起窒息；经常呃逆的患者要积极治疗原发病。

饮食以易于消化，富有营养，少量多餐为原则：尽量少吃一些粗糙、辛辣、肥腻、过冷或者过热的食物，禁止吃一些不新鲜、不清洁的食物。胃酸过多的患者不适宜食用醋、柠檬、山楂等过酸的食物。疼痛剧烈，有呕血或者便血量多时应该禁食。寒邪导致胃病的患者饮食适宜温热、易消化的食物，如热粥、面条等。脾胃虚寒的患者适宜吃一些散寒理气的食物，如生姜、红糖等。肝气郁结的患者应该食用一些理气的食物，如白萝卜、玫瑰花等，慎用南瓜、土豆等阻滞气机的食物。同时，日常进食不宜太快，要尽量避免饥一顿饱一顿。

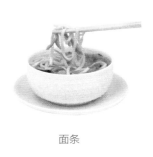

面条

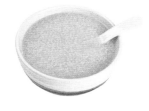

粥

保持良好的情绪：尽量避免过度愤怒、忧伤、惊恐等不良情绪，正确对待疾病，多参加一些有益的娱乐活动，积极寻找生活中的各种乐趣，保持情绪稳定，防止因情绪波动导致疾病发作。

第六节　腹泻

腹泻，中医称之为"泄泻"，是由于人体脾胃功能失调，导致大便次数增多，食物无法消化，排出粪便难以成形，甚至与水一样，有时还伴有发热、腹痛等症状。

腹泻是一种十分常见的肠道疾病，以夏秋季节多发。生活中，大多数人应该都有过腹泻的经历，在炎热夏季，人们多爱喝冷饮，吃雪糕、凉菜等一些生冷食物，而对于脾胃虚寒的人，寒凉食物吃多了更容易拉肚子。腹泻往往会对人们的日常工作和生活造成影响。

认识什么是腹泻

腹泻的病因可大致分为外感和内伤两类。外感即人体被外邪侵袭，以湿邪最关键；内伤则包括饮食所伤、情志失调、脾虚、肾阳虚衰，其中又以脾虚为主要因素。

外邪所致腹泻：《黄帝内经》曰："春伤于风，夏生飧泄，邪气留连，乃为洞泄。"又曰："清气在下，则生飧泄。""湿胜则濡泄。""暴注下迫，皆属于热。"

这几句话是说，风、寒、热、湿这些外邪侵袭人体都会引起泄泻。"外邪侵袭"的字面解释就是外来的邪气攻击人体，各种各样的邪气（致病因子），通过破坏人体免疫机制，打破人体的动态平衡而引起疾病。中医六淫中的风、寒、暑、湿、热（火）邪都会在一定程度上影响人体，造成腹泻。

脾虚所致腹泻：《素问·脏气法时论》中提到："脾病者……虚则腹满肠鸣，飧泄食不化。"这又是什么意思呢？这是说，脾脏功能不好的人，脾虚就会导致腹部胀满，肠鸣音显著，出现腹泻症状，食物不能消化。说明腹泻的发生与脾脏功能失调有关，脾胃虚弱，消化吸收功能出现障碍就容易导致泄泻。

脾属土，最怕湿。很多人在生活中不注意饮食和作息调节，体内湿气聚集，湿邪内盛，使脾脏的正常运化功能发生障碍，无法完全消化食物、吸收营养。脾虚反过来进一步加重体内湿气，水气聚集，二者相互促进，导致腹泻。

脾胃功能失调所致腹泻：脾的主要功能是运化水谷精微，即消化食物、吸收营养；胃的主要功能是受纳水谷，即暂时接受、容纳食物。人体如果脾虚而湿盛，脾失去运化水谷精微的能力，摄入食物无法消化，就引起了泄泻。久病及肾，损伤肾阳，脾失去肾阳温养也会导致泄泻。

腹泻的脉象表现

腹泻因不同原因，表现的脉象也不尽相同。

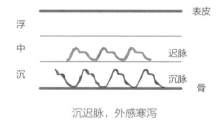

沉迟脉，外感寒泻

外感寒泻：寒邪引起的腹泻，患者多表现怕冷，面色青白，头身疼痛。患者常感受到腹部冷痛、冰凉、肠鸣声十分明显有力，排便次数增多，粪便为未消化的食物。脉象表现为沉迟脉，一息不足四至，这是因为迟脉主寒证，寒气阻碍血气运行，导致脉象迟缓。

　　外感热泻：体内热邪炽盛的时候，患者往往会发热，时常感到口渴，排便时肛门灼热疼痛，粪色偏黄。脉象表现为沉数脉，一息五至以上，相当于每分钟脉搏跳动在90次以上。这是因为数脉主热证，热气鼓动体内血气运行，使脉搏跳动加速。

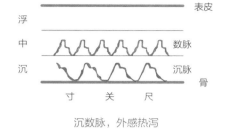

沉数脉，外感热泻

　　外感暑泻：夏秋之际，暑湿邪气容易侵袭人体。患者会突然腹痛、情绪烦躁、口渴，暴泻伴随中暑的症状，排出粪便与水一般，肠鸣声响亮。暑湿之邪伤于肠胃，则表现为沉缓弱脉或濡脉。缓脉一息四至，脉动来去之间松弛舒缓，缺乏足够的紧张度，但比迟脉稍快。缓脉主湿证，脾胃虚弱之人常出现此种脉相。弱脉是极其软弱沉细，主气血不足、阳虚证。濡脉脉位稍浮，脉细而软，指下好比按住一块水上漂浮的布巾，重按反而脉动不明显，濡脉主虚证和湿证。

　　外感湿泻：湿邪侵袭，湿气困阻脾胃，脾胃运化功能被阻，导致泄泻，多见水样便，无腹痛或程度较轻，以濡软或浮缓为主要脉象。

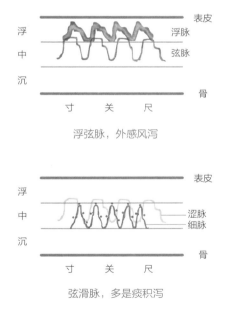

浮弦脉，外感风泻

　　外感风泻：风邪致病，多出现自汗、头汗、发热、头身疼痛，排泄物多为不完全消化的食物，脉象多浮而弦。

　　食积泻：饮食不节或过食生冷油腻易损伤脾胃，出现腹胀腹痛，排泄物有恶臭，泻后腹痛立刻消减，兼有嗳气、厌食等症状，舌苔厚腻。多数为滑脉。

弦滑脉，多是痰积泻

　　痰积泻：脾虚湿聚，日久成痰，引发泄泻。常见头晕身重，倦怠乏力，时泻时止。脉象多弦滑。

　　脾虚泻：脾胃虚弱的人，面色泛黄，稍食油腻便排泄增多，粪便中多有未消化食物，食欲减退，反复发作。脉常细弱。

　　肾虚泻（五更泻）：黎明之前阳气未盛，阴寒较重，久泻的人肾阳虚衰，无法温养脾胃，所以常在此时感到腹部冷痛，泻后腹痛停止，即"五更泻"。肾阳虚衰之人多怕冷，常感腰膝酸软，舌苔淡白，表现为沉虚细脉。细脉指脉管在指下感觉十分纤细，脉窄但应指十分明显，容易分清次数。细脉主虚证和湿证，气血虚弱无力鼓动血液运行，或是湿邪阻遏脉道使血液运行受阻，都会表现出细脉。

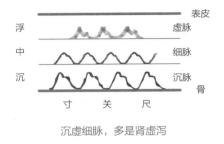

沉虚细脉，多是肾虚泻

腹泻的日常调养

对于久泻的患者来说，日常调养是十分重要的。脾胃属土，土为万物之母，脾胃虚则百病生。因此，调理脾胃，是腹泻调养的关键点。

饮食调养：多吃健脾和胃的山楂、山药、莲子、芡实等食物，不暴饮暴食，不吃生冷不洁、过于油腻的食物。尽量流质饮食，让胃肠道得到休息，才有利于病情的恢复。

● 食积泻：暂时禁食，腹胀、嗳气等症状稍缓解后再少量多次进餐。饮食宜营养、清淡易消化，忌生冷油腻、辛辣刺激。大麦茶、焦麦芽、焦谷芽水煎服可用于消食化积。

特效食谱推荐：大麦茶

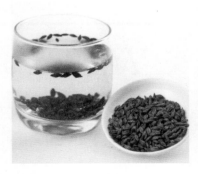

材料

大麦茶适量。

做法

将大麦茶放入碗内，再将水倒入小锅内，待水沸腾后，将大麦茶倒入锅中，用大火熬煮几分钟，关火即可服用。

功效

适用于食积泄泻。

●湿热泻：多饮水，多吃冬瓜、苦瓜等清热祛湿的蔬菜，饮食清淡，忌油腻、辛辣。

特效食谱推荐：鲜黄瓜叶汤

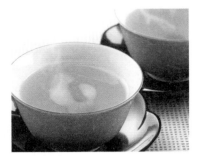

材料

鲜黄瓜叶、白糖各适量。

做法

将鲜黄瓜叶水煎片刻，去渣，加白糖调服。

功效

适用于湿热泄泻。

●寒泻：宜食用羊肉、鱼肉等有营养的食物，以及红枣粥、莲子粥等易消化的饮食，忌生冷。

特效食谱推荐：生姜水

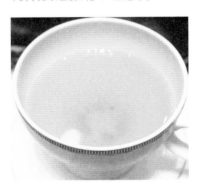

材料

生姜1块，红糖适量。

做法

1. 取一小块洗净的生姜，切成片，或用刀面用力拍碎。
2. 锅内放入生姜和2碗冷水，盖上盖子煮5分钟左右。
3. 如果觉得生姜水味道不佳，可加红糖调味。

●脾虚泻：饮食营养均衡，少食多餐，不宜过饱，宜食用薏米粥等热食，忌生冷、油腻。

特效食谱推荐：莲子芡实粥

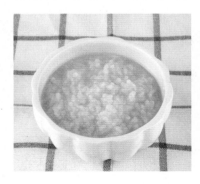

材料

芡实粉、莲子粉各50克，大米100克，白糖适量。

做法

1. 先将大米煮成稀粥。
2. 芡实粉、莲子粉加水调成糊状。
3. 加入大米粥中搅拌，煮2～3沸即可。
4. 加白糖调味，可常服。

功效

适用于脾胃虚弱型泄泻。

艾灸穴位：艾灸中脘、神阙、天枢、气海、足三里、腹泻特效穴，可以温中散寒、清热利湿、疏肝健脾、消食导滞、温补脾肾。

穴名	位置	功效
神阙穴	肚脐眼	可健运脾胃，收降浊气，温阳祛寒
天枢穴	脐旁3指的距离	人体气机升降之枢纽，可健脾和胃、通调肠腑，治大肠功能失常
气海穴	脐下2指	可温阳益气，扶正固脱，培元补虚
腹泻特效穴	足临泣穴与地五会穴之间，大约于小脚趾与四趾前一指半	以手食指轻按，凡腹泻患者，该处压痛。顾名思义，此穴治疗腹泻有疗效

艾灸时间：神阙、天枢、气海灸30分钟，腹泻特效穴手持灸10分钟。腹泻严重者前两天可以每天灸2次。

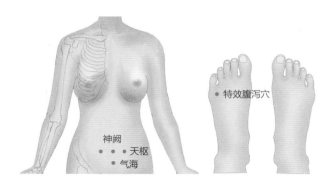

第七节　便秘

便秘对于大多数人来说是不陌生的，多数人或多或少都经历过便秘。便秘作为一种疾病无疑对身体是有害的。大多数人认为便秘就是上厕所时有些困难，但长期便秘还会造成很多其他不适，严重影响人们的生活质量。

认识什么是便秘

什么是便秘？中老年人一般多发便秘，女性更为多见。哪些症状表示出现便秘了？

- 排便次数减少，一周内少于3次。
- 排便的时候大便粪质坚硬，排便困难。
- 想排便但是排出大便不通畅，排便时感觉有阻碍，排便时间长。
- 经常伴有腹胀、腹痛、口臭、痔疮、排便时出血、头晕、汗出等多种症状。

便秘形成的原因有很多，如饮食方面、情绪方面、年老体虚、外受寒气等。例如，饮酒过多或者食用辛辣肥腻食物过多，会导致便秘；在情志方面过于忧愁，并且久坐少动会形成便秘；体质虚弱的中老年人过度劳动或者大病会便秘。

便秘的脉象表现

滑脉：便秘时出现滑脉，滑脉主痰饮、食滞等。大便粪质干燥坚硬，排便困难，并且肛门周围感觉灼热，属于热秘，多是由于肠胃积热损耗津液，这与我们的饮食密切相关，辛辣肥腻或者饮酒过度导致肠胃积热，津液减少，食物滞留于肠胃，所以形成滑脉。

弦脉：便秘时脉象为弦脉，主要是肝气郁结等所致。情绪忧伤，肝气郁结，导致食物的传导失常，气不通，本应该下行的气，结果不下反而上逆，导致气秘，会经常腹胀、大便不畅等，所以形成弦脉。

弱脉、细脉：便秘时脉象细软而沉，柔弱而滑，如细流划过，即为弱脉，主阳气虚衰、气血俱虚，比如气虚秘，肺和脾气虚，就会气不足，导致大肠向下传送无力，虽然有便意，但是排出比较困难，排便之后也比较疲乏，从而出现弱脉。如果便秘时脉搏比较细，即为细脉，主气血两虚，比如血虚引起的便秘中，还会伴有津液少。这两种脉象都说明人的身体比较虚弱，且便秘很严重。

小儿便秘的脉象（充气感）：小儿便秘的脉象特点往往是血管内外有一种充气的感觉，摸上去弹性又饱满，这种感觉往往代表气机阻滞在腹部，在大肠。这种脉往往与成人思虑过度的脉象特点很接近，也就是肝气郁结导致的便秘。

便秘的日常调养

提供舒适排便环境，定时排便：排便的时候应该提供舒适隐蔽的环境，培养定时排便的习惯。脾肾虚弱的患者，居住环境应该温暖向阳，注意腹部保暖，不要受寒。避免久坐少动，经常活动，保持肛门周围皮肤的清洁。

清淡饮食，多吃高纤维食物：选择清淡富含膳食纤维的食物，多吃蔬果。早晨起来可以空腹饮用蜂蜜水，有助于预防便秘。热秘的患者多食用清凉的食物，例如梨、黄瓜、苦瓜、芹菜等，少吃辣椒、羊肉等。气虚引起的便秘宜多吃一些山药。

保持情绪稳定，心情舒畅：情致因素是导致便秘的原因之一，要使自己保持心情舒畅，多一些娱乐活动，同时创造一个舒适的生活和工作环境。自己要理解情志经常忧伤所带来的危害，保持乐观的心情。

使用泻药要谨慎：便秘的患者使用通便药物时不可滥用泻药，大便通畅后立刻停止。

经常进行腹部按摩：以腹部顺时针打圈的方式按摩。便秘患者自己从腹部的左上方开始按摩，经过左下方右下方，右上方，然后再回到左上方。可以在入睡前、睡醒后各按摩50次，有促进肠道蠕动、帮助排便的作用；还可以按摩肚脐旁边的天枢穴来缓解便秘。天枢穴是以肚脐为对称轴的两个穴位，位于脐旁2寸处。患者可以每天用手按摩5分钟，以促进肠道蠕动。

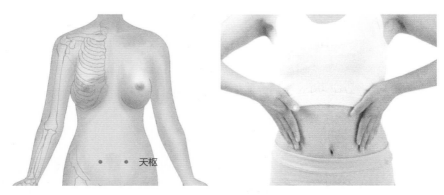

天枢

以打圈的方式按揉腹部

第八节　头痛

平常当人们生病感冒时，总会感觉头痛，难受得很。还有其他因素也可以引起头痛，比如慢性病高血压、脑动脉硬化等，但是它们头痛的症状是不同的，要辨别清楚，从而更好地治疗疾病。

认识什么是头痛

从中医来说，头痛的基本病机为"不通则痛，不荣则痛"，不通则痛是由于经络阻塞所引起的头痛，多是由外邪引起；不荣则痛，主要是内伤，与肝、脾、肾三脏的功能失调密切相关。

外感头痛：多是由感受寒、风、湿、热等引起，以风邪为主，经络不通，引起头痛。

内伤头痛：多是由于情志、饮食、劳倦体虚等引起。因为情志伤肝，肝失去疏泄功能，从而化火上扰头部，引起头痛；饮食不当或者失血过多伤脾胃，导致脾胃虚弱，生化功能不足，不荣则痛；由于先天肾精不足，导致脑髓空虚而形成头痛。

头痛一般发病初期比较隐蔽，隐约感受到不适，之后会逐渐加重，或者反复发作。头痛的部位多在头部的一侧或者全头痛。头痛的性质可分为很多种，例如刺痛、胀痛、隐痛、跳痛或者头痛如同裂开一样。头痛每次发作可以维持数分钟甚至更长时间。

头痛的脉象表现

头痛的脉象多为浮脉、滑脉、弦脉、细脉。

浮脉：头痛中摸到的脉象浮起，轻轻一按即可得到，重按脉象稍微减弱但是仍能感受到脉象，为浮脉，主表证，属于外感头痛的脉象。风寒头痛、风热头痛都可出现浮脉，风寒头痛为感受寒邪所致，风热头痛是感受热邪所致，都可使经络不通，引发头痛。

滑脉：如果头痛患者的脉象往来流利，像玉珠滚玉盘一样，则为滑脉。多与饮食有关，饮食不当导致脾胃失去运化功能，痰液阻塞经络，引起头痛。

弦脉：脉象如同手下按琴弦一样，直挺向下，为弦脉，主要是肝气郁结所致，肝阳亢盛，上扰头部，引起头痛。

细脉：头痛出现细脉，脉象如同细小的河流流过，多是由于虚证所致，肾虚、血虚导致的头痛多为细脉。脉象为细脉并且无力，在头痛中多是肾虚，为肾精不足引起脑海空虚所致。

头痛的日常调养

居住环境清洁、安静：风热头痛的患者，室内温度不应该过高，光线应柔和；风寒头痛的患者，居住环境应该温暖，注意保暖，防止受寒；头痛严重的需要卧床休息，平时应该保证充足睡眠，适当进行体育锻炼。

饮食以清淡、易消化为主：根据不同症状进行饮食调养，风寒头痛可以食用生姜、大蒜等疏风散寒；风热头痛可以食用绿豆、苦瓜等清热祛火；气血亏虚的头痛可以食用瘦肉、蛋类、奶类补充气血，同时不要吃辛辣生冷的食物；肾虚引起的头痛可以食用芝麻、核桃、黑豆等。

头痛与情志变化密切相关：头痛患者应该保持良好的情绪，心情舒畅，积极配合治疗，尽量避免恼怒、忧伤等负面情绪。

经络理疗改善头痛

一侧头痛：中医有"左肝右肺"之说，并由此会诱发一侧的头痛。左侧偏头痛跟情志抑郁或易怒有关，常在女性身上出现，刺激肝经的太冲穴可改善眩晕，有效缓解左侧头痛。右侧偏头痛，与肺气不降有关，可按摩肺经的尺泽穴和肾经的复溜穴来调理。

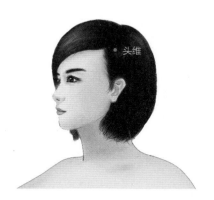

前额和眉棱骨痛：一般属于胃经的病症。头维穴是胃经在头角部的腧穴，按摩几分钟即可缓解头目病症。也可以按摩脾经的公孙穴或者膀胱经的京骨穴，以缓解眉棱骨痛。

耳朵上部：若疼痛发生在头两侧，即耳朵上部，就按胆经上的穴位，例如风池穴、阳陵泉穴等均可。

太阳穴痛：先按摩太阳穴，如不能缓解，继续按摩胆经的风池穴、阳陵泉穴。或者按摩胃经的头维穴、陷谷穴，不仅能缓解太阳穴痛，还对眉棱骨痛和头痛如裹有效。

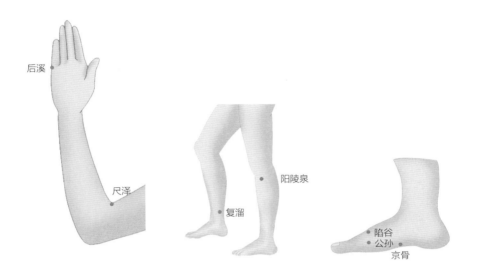

后头痛：属太阳经病。可以按摩膀胱经的京骨穴以及小肠经的后溪穴、前谷穴。

第九节 失眠

目前数据显示，中国超过3亿人有睡眠障碍，并且失眠人数还在逐步上升，呈现年轻化趋势。那么，夜以继日的失眠会给人们身体带来怎样的危害？失眠虽然不属于危重疾病，但严重影响人们的正常生活与工作，并且会加重或者诱发眩晕、头痛、脑卒中、胸痛等病症，所以失眠需引起大家高度警惕。

认识什么是失眠

失眠症不单是指睡眠时间，最重要的是睡眠质量。不能单以睡眠时间来判断一个人的睡眠情况。其主要症状是：

- 病情轻者入睡困难或者睡着后容易惊醒。
- 醒后难以再睡，持续3周以上。
- 严重的患者会彻夜难眠。

- 可伴有心悸乏力、头晕头痛、健忘多梦、心烦等症状。

失眠主要是由情志、饮食、劳累或者是病后体质虚弱等诱因所引起的。具体如下：

- 在情志方面，思虑过度伤及心脾，造成心血亏虚。暴怒又会伤肝，肝化火会扰动心神，心神不宁引起失眠。

- 在饮食方面，食用过冷过肥腻的食物，或者饮食不规律，损伤脾胃，心失所养，所以失眠。进食过多，食物停留在胃中，夜间难以消化，上扰心神导致失眠。

- 过于劳累，伤脾、肝、肾，使心神失养，造成失眠。

- 病后体虚、心血不足、心失所养则失眠。

失眠的脉象表现

滑数脉：在失眠中如果摸到的脉象有数脉的表现，也有滑脉的表现，就是滑数脉，其脉搏跳动较快，在90次以上，滑脉往来流利，像珠滚玉盘一样，多见于痰热。由于饮食不规律或者食用过于肥腻的食物，肝胆得不到疏泄，易形成痰火，痰火上扰所以心烦、失眠。

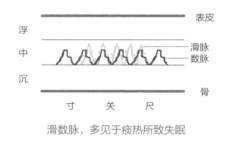

滑数脉，多见于痰热所致失眠

弦数脉：失眠中摸到的脉象有弦脉，如同手下按琴弦一样，脉象直挺挺向下，还有上面所提到数脉的表现，主要是由于肝气郁结、热邪积滞。多与情绪有关，恼怒伤肝、肝火旺盛、扰乱心神导致失眠多梦，形成弦数脉。

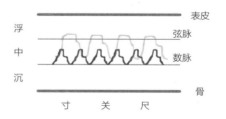

弦数脉，多是由于肝气郁结、热邪积滞

弦细脉：失眠中，出现弦细脉，多见于肝肾阴虚或血虚肝郁，或肝郁脾虚等证。脉弦细指的是一种细脉，比微脉稍大，在指下感觉到像一根丝线那么小，而且是软弱无力的。尽管细小，却始终都可明显地触及。

弱脉：失眠中摸到的脉象，沉细而软，必须重按才能得到。多是由于气血亏虚，心脾两虚，气血虚弱，不能养护心神，造成心神不安、入睡困难、多梦易醒。

失眠的日常调养

居住环境应安静舒适，光线柔和，温湿度适宜，远离强光、噪声的刺激。床铺整洁，枕头高度适宜。睡眠前应该排除杂念或者听轻音乐、催眠曲等诱导入睡。平时应该注意劳逸结合，适当锻炼，比如太极拳、八段锦、五禽戏等。

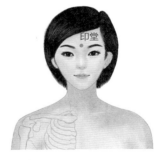

饮食适宜清淡，易消化，尽量少食肥腻食物。睡前少饮水，避免辛辣刺激性食物，忌烟酒，晚餐不宜吃得过饱，睡前禁止饮用浓茶、咖啡、可乐等。心虚胆怯的患者宜进食补气养血安神的食物，例如山药、红枣、桂圆、酸枣仁等。肝火旺盛的患者可以吃一些清肝泻火的食物，比如芹菜、菊花等。痰热的患者多进食白萝卜等清热化痰的食物。

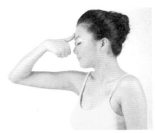

拇指按揉印堂穴

学会放松情绪，避免思虑过度。睡前避免情绪过于激动、兴奋。平时多进行自我情绪的调节，保持豁达乐观平和的态度，正确对待失眠，树立信心。

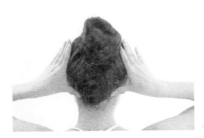
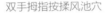

双手拇指按揉风池穴

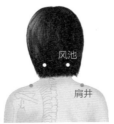

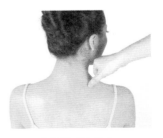

拇指按压肩井穴

失眠的患者可以按揉头面部及背部的经络穴位。如印堂穴（两眉头之间）、风池穴（后颈部，后头骨下，两条大筋外缘陷窝中，与耳垂的平行处）、肩井穴（大椎与肩峰端连线的中点上）等，每晚睡前每穴每次按揉5分钟。